U0307496

女人都想要的
子宫保养课

针灸按摩师 / 芳疗师
天使之卵集团总代表 **藤原亚季** / 著

林家羽 / 译

妇产科医师
医学博士 **竹内正人** / 审订

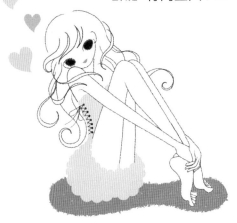

江西科学技术出版社

图书在版编目(CIP)数据

女人都想要的子宫保养课 / (日) 藤原亚季著 ; 林
家羽译. -- 南昌 : 江西科学技术出版社, 2017.9
　　ISBN 978-7-5390-6031-6

　　Ⅰ. ①女… Ⅱ. ①藤… ②林… Ⅲ. ①子宫 – 保健 –
基本知识 Ⅳ. ①R711.74

中国版本图书馆CIP数据核字(2017)第183073号

国际互联网（Internet）地址：http://www.jxkjcbs.com
选题序号：ZK2016280　　图书代码：D17048-101
版权登记号：14-2017-0188
责任编辑 刘丽婷 李玲玲
项目创意/设计制作 快读出版
特约编辑 周晓晗
纠错热线 010-84775016

MEGURI WO YOKUSURU BI-SHIKYU LESSON

Copyright ©Aki Fujiwara, Masato Takeuchi 2014
All rights reserved.
Original Japanese edition published by Daiwa Shobo, Co., Ltd.
This Simplified Chinese edition published
by arrangement with Daiwa Shobo, Co., Ltd, Tokyo
in care of FORTUNA Co., Ltd., Tokyo

本书译文由台湾瑞昇文化授权出版使用，版权所有，盗印必究。

女人都想要的子宫保养课　(日) 藤原亚季 著　林家羽 译

出版	江西科学技术出版社
发行	北京快读文化传媒有限公司
社址	南昌市蓼洲街2号附1号 邮编 330009
	电话:(0791) 86623491 86639342(传真)
印刷	联城印刷（北京）有限公司
经销	各地新华书店
开本	880mm × 1230mm 1/32
印张	5.25
字数	100千字
版次	2017年9月第1版　2017年9月第1次印刷
书号	ISBN 978-7-5390-6031-6
定价	39.80元

赣版权登字 –03-2017-279　版权所有 侵权必究
(赣科版图书凡属印装错误，可向承印厂调换)

前言

拿起这本书翻阅的你，是什么样的人呢？

是有月经失调、痛经等烦恼的人？

是不想只保养外表，而是想从内而外变美的人？

还是现在还没打算结婚，但未来想生小孩的人？

虽然每个人的生活方式和想法不同，但因为各位都对"子宫保养"这个词感兴趣，所以我可以想象，各位一定都是想要好好保养自己身体的了不起的成年女性吧！

现在，生活在大都市的女性生第一个孩子的平均年龄已经超过 30 岁，因此常常可以在电视节目、报纸和杂志中看到"怀孕力""妊活[1]""子宫年龄"等词汇。

"当我想要孩子的时候，我是否能顺利怀孕？""如果子宫和卵巢老化了，该怎么办？"是不是有很多人会隐隐感觉到不安和来自这方面的压力呢？

还有，当听闻"某某女星于 44 岁之高龄顺利生产！"等关于高龄产子的报道时，也许会有人想着"等我到那个年纪时再生小孩也行"，就把怀孕生产的事暂放一边不考虑。

其实，在笔者的沙龙中，也有不少客人认为"过了 40 岁也可以怀孕"。

子宫和卵巢是在怀孕生产中不可或缺的重要角色，它们

---

[1] 日本的流行语，意指为怀孕而做的一系列准备。

1

的功能会在女性过了 35 岁后开始减弱。当然，因为每个人的体质不同，有些人 40 岁过后还是能怀孕生产。

虽说医学一直在进步，但并不是每个人过了 40 岁都还能生孩子。特别是有月经失调、痛经或是寒性体质等烦恼的人，也许一直在给子宫和卵巢增加压力。如果认定"我就是这种体质"而放手不管的话，很可能会造成身体的各种不适，也会影响到将来的怀孕。

据说血液循环良好、健康有活力的子宫，是粉红色的。

在本书中，笔者会将状态完好的健康子宫称为"美子宫"，而为"美子宫"所做的规划和行动，则取名为"粉红色子宫计划"。

笔者希望所有女性都能够掌握让子宫和卵巢保持健康的保养要点，不论是现在还未打算怀孕的人，还是将来想要孩子的人。这就是本书的主旨。

 ## 网罗子宫＆卵巢的保养要点，朝"美子宫"迈进

在此先简单介绍一下本书每章的内容。

第 1 章揭开以子宫卵巢的构造、"子宫年龄"为主的一些关于子宫的民间说法的真相。

第 2 章介绍了可调整子宫和卵巢状态，促进血液循环的"顺手保养法"。此章还收集了一些让忙碌或是不擅长运动

的人也能简单完成的保养方法。

第 3 章是给想要提升女人味的人介绍的必知的雌激素的作用机制。

第 4 章介绍了"好月经"的概念以及简单实用的每月月经检查法。

第 5 章说明"排好卵"的条件以及基础体温的正确测量法。

第 6 章介绍了子宫和卵巢的守护者，女性美丽之基础——骨盆的作用及保养方法。

接下来的第 7 章针对水肿、常感烦躁不安或肩颈酸痛等女性常有的症状，介绍了能在短时间内缓解不适的穴位按摩及芳香疗法。

另外，在第 8 章中，笔者以中医里的"气、血、水"为基础，再辅以各种体质区分，介绍了各种调整子宫卵巢状态的汉方芳香疗法。

最后，在第 9 章中，笔者从生活习惯、过往病史等方面，对部分女性所担忧的问题细心解答。

从无法怀第二胎的经验中，领悟到"怀孕并非易事"

在此，笔者先做个自我介绍。

我是个有一个小孩的妈妈。2006 年，以自身怀孕生产的经验为契机，在日本银座开设了一家专门为怀孕女性服务的沙龙。当时，我融合针灸等中医疗法及芳香疗法，创立了"汉方芳疗"，为客人打造易受孕体质，缓解怀孕中的各种不适，提供产后护理，为女性朋友在身体健康上给予全方位的支持。

据说，现在7对夫妻中，就有1对不孕。我自己也曾因为想生二胎，而到专治不孕症的医院求诊过。刚开始，我对孕前准备充满了热情，在医院接受不孕治疗的同时，也在别的地方尝试针灸等传统疗法，在体质管理和健康上也特别加以注意。

然而，随着疗程的进行，我感觉自己的视野越来越狭窄。"排卵""受精""着床""月经"等，这些本来是女性自然而然的体内运作，但被检查、数值化后，我们的心理状态也跟着数值起伏不定。

经过1年不间断的治疗后，我身心俱疲，决定停止不孕症的治疗。人的身体可不是那么简单，就算再怎么想要怀孕，也不可能接受治疗后马上就能实现愿望。我坦然地接受了这个事实，也体会到我在这方面还有很多的不足。借此机会，我重新思考了长久以来自认涉入颇深的怀孕议题，并且创立了一家专为想要怀孕的女性设立的不孕症诊疗所。

 ## 为健康快乐的人生所设计的
"粉红色子宫计划"

"怀孕"和"健康"是密不可分的。人的身体运作会优先消除不适从而维持健康。因此，如果身体处于不健康的状态，生殖功能就会受到影响。

笔者认为应从客观角度观察自己的心理及生理状态，适时察觉异状并寻求妥善的照护、治疗。能否顺利怀孕，与自己是否健康快乐有很大关联。

希望广大女性能更加了解子宫和卵巢的运作机制，和每个月的排卵及月经好好相处，也希望更多的女性能掌握自我缓解身体不适的方法！

笔者将心中许多的期望寄托在这本书中。让我们一起从今天起，开始"粉红色子宫计划"，朝着"美子宫"的目标迈进！

专为女性服务的健康医疗研究集团　天使之卵　总代表　藤原亚季

⑥ 女性身体最重要器官的守护者 —— 骨盆 *87*

从下方支撑内脏的守护者 *88*

子宫及卵巢可靠的守护者 / 骨盆变形将对子宫产生不良影响

骨盆会打开及闭合 *91*

何谓骨盆变形？

锻炼骨盆底肌肉，提升骨盆力！ *92*

每天运动即会有成效

改变会让骨盆力变差的生活习惯！ *94*

是否在不知不觉中有这样的动作？

⑦ 3分钟就有效！身体不适改善法 *97*

通过穴位按摩及芳香疗法减缓身体不适 *98*

⑧ 利用 "汉方芳疗" 调理体内平衡　*119*

认识 "气、血、水"　*120*

你是哪种体质？认识 6 种体质　*122*

体质会改变，需随时检测

体质诊断检测

气虚型 / 气滞型 / 血虚型 / 血瘀型 / 水虚型 / 痰湿型

通过汉方芳疗，规划自我专属的疗护　*132*

实践篇！汉方芳疗式养生法

气虚型 要让生活规律！ / 气滞型 努力让身心放松！ / 血虚型 需要补血的饮食及休息！ / 血瘀型 注重促进血液流动＆代谢！ / 水虚型 让身体储蓄水分！ / 痰湿型 排出多余的水分！

你的子宫是「美子宫」吗？

子宫是承受一切的"温柔器官"

你是否仔细思考过，子宫是怎样的存在？

是象征女人味的脏器之一？

是每月月经的源头？

是孕育胎儿的温床？

还是容易罹患癌症的器官？

子宫，是只有女人才有的器官。

正因为子宫的存在，生命才能延续，我们才得以降生到这世界上。所有的人类都曾经在妈妈腹中被子宫包覆，由此开始生命的旅程。

子宫，是让直径未满 0.1 毫米的受精卵，在成为 60 万亿个细胞集合而成的人之前，度过最重要时期的柔软温润的场所。

打个比方，我们会对和自己不同国籍、人种、性格、想法的人产生警惕心，有时甚至会筑起一道心墙，不让他们靠近。但是，子宫并非如此。无论是什么国籍、什么人种、什么性格的人的受精卵，子宫都会无区别地全盘接受，并且培育它。子宫就是这样温柔的器官。

另外，卵巢也不是只产出卵子而已，它还负责分泌影响月经和怀孕的雌性激素，维持女性身体的健康，甚至在女性的肌肤和头发等外表方面，也有着重要的作用。

笔者自从开设专治不孕的诊所后，头一件感到非常惊讶的事，就是非常多的女性明明想要怀孕，却对子宫、卵巢、月经等知识一无所知。很多女性都过着充满压力的生活，饮食不规律,睡眠也不足,不知不觉中,这样的生活方式让子宫和卵巢的状态渐渐恶化。

　　无论你是现在还不想怀孕,但未来仍想要生育,还是正苦恼于月经失调或痛经,都希望你务必要对子宫和卵巢有更深入的了解。为了现在的自己,也为了将来的自己,希望你能朝着拥有最佳健康状态的子宫,也就是 "美子宫" 的目标迈进。

只有女性才有的 "子宫 & 卵巢" 的超棒能力

　　子宫和卵巢,是女性独有的纤细但坚强的器官。而每个月必定报到的月经,正是能证明大脑、雌性激素、卵巢、子宫宛如精密机械般联动的有力证据。首先,让我们来了解一下子宫和卵巢运作的基本知识。

● 子宫到底在哪里?

　　子宫位于肚脐下方,约是耻骨内侧的位置。子宫是孕育胎儿的重要器官,骨盆环绕其周围以保护它。

　　子宫平常大约是鸡蛋般大小,怀孕时,肌肉会伸展,包覆约 3 千克左右的胎儿。子宫主要是由人类身体中伸展收缩力最佳、最富有弹性且坚韧的肌肉——平滑肌所组成的。

♥ 让我们来瞧瞧子宫 ♥

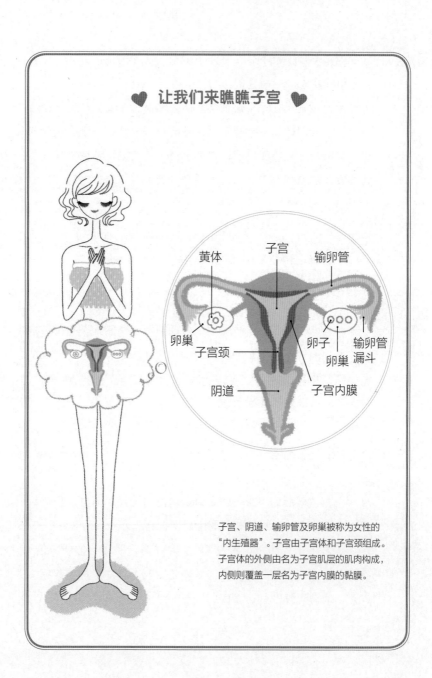

子宫、阴道、输卵管及卵巢被称为女性的"内生殖器"。子宫由子宫体和子宫颈组成。子宫体的外侧由名为子宫肌层的肌肉构成，内侧则覆盖一层名为子宫内膜的黏膜。

子宫内侧被一层叫作子宫内膜的黏膜所覆盖着。子宫内膜会在怀孕时成为胎儿的温床,平时会配合月经周期,反复增厚和脱落。脱落的内膜会经由阴道排出体外,这就是每个月的月经。

子宫有多大? 是什么形状?

子宫的大小会随着年龄而改变。

青春期,开始来月经后,子宫会一点一点地变大;迈入更年期,一直到绝经的这段时间,子宫会渐渐缩小。

20 ~ 40 岁的子宫,大小约 8 厘米 ×5 厘米 ×3 厘米,重量约 60 克。用物品比喻的话,大约是一个鸡蛋般的大小。子宫壁的厚度约 1 ~ 2 厘米。

子宫呈上下颠倒的西洋梨形状。子宫上部两侧各有一条输卵管,下部连接着阴道。连接着阴道的子宫下部,称为子宫颈;怀孕时,孕育胎儿的子宫上部,则称为子宫体。怀孕期间,子宫体会配合胎儿的成长扩大,甚至可以达到 35 厘米 ×25 厘米 ×22 厘米。

子宫是什么颜色?

健康的子宫,会呈现漂亮的粉红色。

环绕子宫的血管在充满血液后,会使子宫看起来柔软膨胀,

此时的子宫就是状态良好的健康子
宫，也就是"美子宫"。

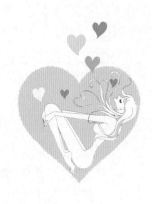

粉红色是象征母亲温暖、慈祥、
柔和的颜色。在色彩疗法中，淡淡
的粉红色有让内心平静放松的效果，
被公认为表现温柔及爱情的颜色。
由此可理解为何妇产科的装潢大多
使用粉红色。

健康的子宫会呈现粉红色，但当子宫的血液循环不佳，或因
压力等负面因素感到紧张，导致子宫变硬时，子宫就会略显白色。

● 卵巢长什么样?

对女性来说，子宫是非常重要的器官，但是排卵、定期
到来的月经，还有怀孕等事，并不是只靠子宫就能办到。在女
性体内，还有另一个担任重要角色的器官，那就是卵巢。

卵巢，左右各一，呈椭圆形。育龄期女性的卵巢约 4 厘
米 ×3 厘米 ×1 厘米，刚好是拇指般大小，重量约 5 ～ 6 克，
呈灰白色。

输卵管是长度约 10 厘米的细长管状组织。输卵管的前端
是像海葵一样的组织，称为输卵管漏斗，排卵时，它会捡拾卵
巢中排出的卵子，传送至输卵管。

在只有拇指大小的卵巢中，含有未来产生卵子的场所——
原始卵泡。女性在降临到这个世界之前，即还在母亲肚子里的

胎儿时期，体内就有原始卵泡。你也可以这么想：你的妈妈，当她还在你外婆的肚子里时，就已经拥有组成未来的你的原始卵泡了。

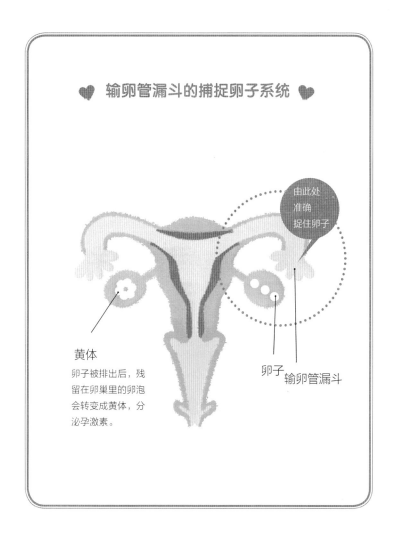

♥ 输卵管漏斗的捕捉卵子系统 ♥

由此处准确捉住卵子

黄体
卵子被排出后，残留在卵巢里的卵泡会转变成黄体，分泌孕激素。

卵子
输卵管漏斗

● 卵巢的功能是排卵和分泌雌性激素

实际上，在胎儿时期，体内存在的卵泡是最多的，有数百万个。诞生之后，卵泡会随着成长慢慢减少。(请参照 29 页)

迈入青春期后，原始卵泡成熟，一个月形成一个卵子后释出，这就是排卵。被释出的卵子，在通过输卵管后，被运送到子宫。出生时拥有的数百万个原始卵泡中，能够成熟并排卵的卵泡，在女性的一生中一般只有 400 ～ 500 个。其余的卵泡，则会自然地消失。

另外，关于卵巢的作用，还有一点不能忘的是分泌雌性激素。卵巢会分泌两种雌性激素——雌激素和孕激素。雌激素和孕激素，是与月经和怀孕密切相关的激素，能打造一个有女人味的身体，降低血液中的胆固醇，并有保持身心健康的作用。

最近在美容界中备受关注的雌性激素，有很多人误认为它是由子宫分泌出来的。其实它是由卵巢分泌的。就算因疾病而不得不摘除子宫，只要卵巢还留在体内，就能继续分泌雌性激素。

● 从排卵到怀孕时，体内发生的变化

在了解了子宫和卵巢的基本常识后，让我们接着来了解一下怀孕会引发的体内变化吧。想必大家都知道，男女在性交后，精子遇上卵子，两相结合后就会怀孕。但是，几乎很少人知道，

在精子与卵子结合后,子宫和卵巢会发生什么变化。

首先,我们要知道,要怀孕就必须排卵。更重要的一点是,要在排卵的时间点上,遇到精子。

通常一个月经周期中,会有一个卵子被排出。但事实上,每个月会有 3～11 个卵泡成长,之后从成长的卵泡中选出一个成为优势卵泡,此卵泡内的卵母细胞被称为次级卵母细胞,剩下的卵泡将自然消失。有人称这种机制为"卵泡筛选会"。次级卵母细胞会继续发育成为卵细胞,在下次月经来潮前两周被排出。

排卵前后性交的话,在阴道内射出的精子会在子宫和输卵管内朝着被排出的卵子前进。能抵达卵子附近的精子只有数百个。只有在严苛竞争下胜出的精子才能获得受精机会。

● 精子与卵子的相遇奇迹——受精与着床

卵子外层被坚硬的膜所包覆,精子必须以本身拥有的顶体酶发挥作用来突破硬膜,否则无法受精。

在激烈竞争中胜出的精子,抵达卵子所在处并围绕着卵子,开始为破膜而努力。

最后,只有一个精子能成功突破细胞膜进入卵子内,达成受精目的。受精完成后,卵子会发生皮层反应,将其他精子阻挡在外,让其他精子无法进入。

受精卵在受精后约 30 小时开始第一次细胞分裂,之后一边继续重复细胞分裂过程,一边慢慢通过输卵管,向子宫移动。大约 1 星期后,受精卵会抵达子宫,埋入子宫内膜中,即所谓的"着床"。

　　在我们重新认识怀孕的过程后，可以发现子宫和卵巢蕴藏着强大的力量。你是不是已经感受到宝宝诞生或自己能降生在这个世界上，是一种生命的神秘力，也是各种奇迹所累积而成的结果呢？

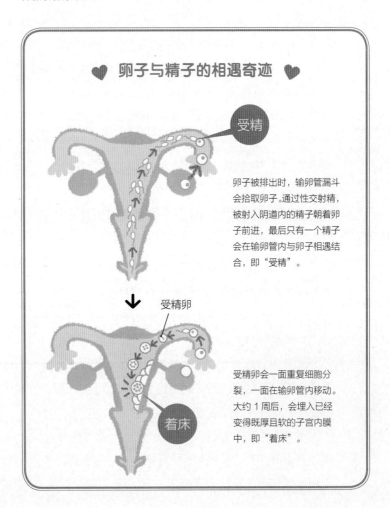

💗 卵子与精子的相遇奇迹 💗

受精

卵子被排出时，输卵管漏斗会拾取卵子。通过性交射精，被射入阴道内的精子朝着卵子前进，最后只有一个精子会在输卵管内与卵子相遇结合，即"受精"。

受精卵

受精卵会一面重复细胞分裂，一面在输卵管内移动。大约1周后，会埋入已经变得既厚且软的子宫内膜中，即"着床"。

着床

是真是假——关于 "子宫 & 卵巢" 的民间传说

近年来, "孕前准备" 越来越受关注, 因此也有越来越多的人对子宫和卵巢方面的知识感兴趣, 笔者认为这是值得高兴的事。可惜的是, 在这些谈论中掺杂了一些偏见、容易让人误解的说法和毫无医学根据的传闻。在此, 笔者将整理一些关于子宫和卵巢的最常被问到的问题以及易被误解的说法。

网络普及后, 我们每天都生活在庞大的信息量中。关于月经和怀孕的信息非常之多, 而对女性来说, 月经和怀孕又是非常敏感的问题, 有些人甚至可能会被错误信息搞得晕头转向, 或者心情大受影响。为了不将不必要的压力强加于自己身上, 获得正确的知识对女性来说显然非常重要。

本书中, 笔者想要尽量传达更多对子宫和卵巢有帮助的知识, 但如果你还是对这方面的事情感到不放心, 或有疑问, 比起一个人默默烦恼, 建议还是向妇产科医生咨询更佳。

● 从体外也可以了解子宫状况→假的

子宫的位置在女性身体深处。怀孕时, 随着胎儿的成长, 子宫也会变大, 所以从体外大概能知道子宫在哪儿。但若不是怀孕期间, 即使触摸肚皮, 还是很难明白 "这就是子宫"。

月经来潮时, 会感觉到子宫收缩时的疼痛 (痛经)。"就是这里吧?" 此时才会有疼痛位置大概就是子宫所在处的实际感受。

不过，若患有体积较大的子宫肌瘤，有时可从体外触摸得知。到妇产科检查时，医生会单手压在就诊者肚子上，以确认子宫的健康状态。如果自己从肚子上试着触压，有摸到硬块，请立刻到妇产科接受检查。

身体、肌肤、头发等肉眼可见的部分若是有异状，自己马上就能发现。例如看到皮肤粗糙，马上就能联想到"要多吃蔬菜""睡眠要充足"等应对办法。但是，子宫有问题时，从体外是很难看到的。关于这一点，请大家要特别注意。

若是察觉到痛经变严重、经血颜色和量有异常等与平常经期不一样的状况时，千万不要放任不管，请务必到妇产科咨询。

● 子宫会收缩、变硬→真的

子宫是由名为平滑肌的较厚肌肉所组成的。所谓平滑肌，就是受自主神经及激素分泌的运作所调控的肌肉，无法依照人体的自我意识去掌控。胃壁、肠壁、血管壁等，也和子宫壁一样，由平滑肌所组成。

肌肉这个词，听起来给人以坚硬、健壮的印象，但子宫壁的肌肉却是柔软而富有弹性的。子宫平常约呈鸡蛋大小，在怀孕时，配合着胎儿的成长，肌肉变软延伸，完全包覆着胎儿。在孕期结束后，子宫会慢慢恢复到原来的大小。

因为同样是肌肉，也会如肩颈肌肉僵硬一样，因血液循环不畅而变硬。子宫上缠绕着许多血管，以便输送养分给子宫。

一旦子宫上的血管血流不畅，子宫就会收缩，进而变硬。

为了不让子宫变硬，维持血液循环顺畅非常重要。我们可以在日常生活中做一些促进血液循环的事，如多摄取能让身体保持温暖的食物、多泡澡等。（请参照 46 页）

话虽如此，并不是住在寒冷地区的人，子宫就会变冷。

人类的身体构造精巧，重要的部位都被骨骼好好地保护着，例如头盖骨保护大脑，肋骨保护心脏等。子宫位于名为骨盆的骨骼中，处在身体内部较温暖的位置，并不会因外在气温降低而跟着温度骤降。关于这点，还请各位不用担心。

在月经期间，若觉得腹部较寒，有人会在肚子上贴暖宝宝。这并非是温暖子宫，而是温暖遍布于子宫上的血管中的血液。这样想应该比较容易理解。不过，子宫虽然不会变寒，但身体或腹部受寒的话，就会让全身的血液循环变差。这样一来，子宫周围的血液循环当然也会跟着变差。

为调整子宫状态，促进血液循环是最重要的事。在"粉红色子宫计划"中，笔者希望各位读者能在平时就自觉意识到要过促进血液循环的生活。我们将在第 2 章中，具体介绍能促进血液循环的"顺手保养操"。

● 跟肝脏一样，子宫壁上也会附着脂肪→假的

笔者有时会收到这样的疑问："变胖的话，脂肪也会附着到子宫上吗？"肝脏上若有脂肪附着，会导致肝脏功能衰退，这种情况称为脂肪肝。有些人先入为主地认为子宫上若有脂肪

附着，会让子宫无法正常运作。

实际上，脂肪细胞确实会对激素的运作产生影响。很有可能会因肥胖而造成月经周期紊乱，卵巢无法顺利排卵，最后导致不易怀孕。还有，就算怀孕了，肥胖也很有可能引发糖尿病或高血压等并发症。脂肪若附着在子宫口周围，有时会导致无法顺利生产。

月经定期来潮，是因为激素的分泌状态平衡。身体因肥胖而产生过多脂肪时，本来应该各司其职的激素会分泌不足。

总之，脂肪增加过多时，激素分泌会不足，直接影响到月经周期。

在"粉红色子宫计划"中，让月经依照正常的周期报到是相当重要的事。

下面，我们来检查一下，看看自己是不是不知节制，过着会让自己变胖的生活。

☐　是否摄取过多富含糖分和脂肪的食物？

☐　是否饮酒过量？

☐　是否常吃夜宵，过着不规律的生活？

☐　睡眠是否充足？

☐　运动量是否不足？

☐　是否会靠大吃大喝消除压力？

为了每个月的月经能定时报到,也为了将来能顺利怀孕,建议肥胖型,或超过标准体重,或体脂率超标的人,可以努力尝试慢慢减少自身的脂肪。

不过,若是采用完全不摄取脂肪和糖分,或是只吃特定种类蔬果的极端减肥法,反而会造成反效果!这样容易导致子宫失去活力。请各位务必记得,每日的饮食,与身体健康以及血液循环息息相关。

● 不用在意 "子宫年龄" →真的

最近因少子化,许多电视节目及杂志频繁地出现 "子宫年龄""卵子老化"等词汇。即使工作忙碌、兴趣多样,还不急着怀孕生子的人,看到这些新闻和报道,也会觉得来自社会舆论的无形压力强加在了自己身上,有时更会突感不安,心想:"我的子宫和卵巢会不会有问题?"

有很多人会使用 "子宫年龄" 这个词,但其实子宫是由肌肉所组成的脏器,并不会有一天突然变老。虽然怀孕的成功率会在38岁之后剧降,但与子宫老化并没有直接关系。子宫的老化,是缓慢进行的。举个极端的例子,如果将卵巢和激素的作用排除,只讨论变老的子宫能否成为胎儿的温床的话,50岁的子宫也没问题。但是,只有子宫,无法促成月经来潮,也无法促成怀孕。

本书中所提到的 "子宫年龄",是将大脑中的下丘脑和卵巢是否正常联动、激素是否正常分泌、排卵和月经是否正常等条件列入考虑后设定的。

● 只有一个卵巢，是无法怀孕的→假的

在读者中，可能有人曾经因为卵巢囊肿或卵巢癌等疾病而摘除了卵巢。卵巢和肾脏一样左右各有一个，即使单侧卵巢被摘除，只要留下的另一侧卵巢是正常的，就还是能够怀孕。事实上，有很多只有单侧卵巢的女性已经顺利地怀孕并生产了。

可能会有人觉得，只有一个卵巢，怀孕的概率就会减半，但其实只要存在于体内的那个卵巢是健康的，就不会产生这种问题。因为剩下的那个卵巢，会带着失去的卵巢的份，加倍运作。排卵和月经也不会因此变成两个月一次，更不会改变怀孕的可能性。

如果万不得已，必须要摘除剩下的那个卵巢，只要手术除去的是生病的部分，留下卵巢健康的部分，那么还是有可能怀孕的。但若是两侧的卵巢完全被摘除，失去了卵子的源头——卵泡，就无法怀孕了。

有些人会因为宫外孕，必须要切除单侧输卵管。曾有数据显示，从输卵管被切除的那侧卵巢所排出的卵子，会被另一侧的输卵管接收。尽管要自然怀孕可能比较困难，但就算只有单侧输卵管，还是能够怀孕的。

● 卵子会老化→真的

女性的卵子与每日新造的男性精子不同，是从胎儿时期就已经准备好了一生的量，而不是重新制造出来的。可能有人会

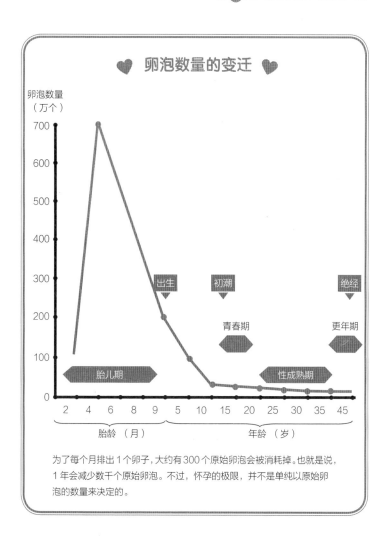

为了每个月排出1个卵子，大约有300个原始卵泡会被消耗掉。也就是说，1年会减少数千个原始卵泡。不过，怀孕的极限，并不是单纯以原始卵泡的数量来决定的。

觉得不公平，但这就是女性和男性身体最大的差别。

　　卵泡数量最多的时期，是在胎儿成长到 4 ～ 5 个月时，此时有 600 万～ 700 万个。胎儿出生后，已经减少至约 200 万个。接着，就算什么事都没做，每个月还是会持续减少 200 ～ 300 个。

到月经初潮来临时，会剩下约 30 万个；到 30 岁时，只剩下约 10 万个；40 岁时，减少至约 1 万个。

另外，卵泡逐渐成熟并排出卵子的过程中，会进行细胞分裂。随着年龄增长，这个过程会进行得越来越不顺利，甚至有可能会产生染色体异常的卵子。这种情况下，较多的结果是无法受精和着床，或者就算怀孕了也容易流产。

当然每个人体质不同，不能一概而论，而且过了 40 岁还能顺利怀孕生产的人数也在增加中，但一般来说，年纪越大，越难怀孕。所谓"卵子老化"，是指形成卵子的细胞减少，以及卵子质量下降这两方面。

● 吃避孕药可延长生产年龄→假的

在服用避孕药期间，女性的身体不会排卵，因此有人认为，如果现在还没有生小孩的计划，只要吃避孕药，就可以锁住卵子，让怀孕时机延后。

但是即使不排卵，形成卵子的卵泡还是会每天自然消失。不排卵，并不代表卵子会被锁住。

服用避孕药的好处是让子宫休息，以调整状态。避孕药的服用方法，基本上是 1 个月内吃 21 天，停 7 天。在停药的 7 天中，会有微量的月经来潮（消退性出血）。服用避孕药后，子宫内膜不会增厚，对有痛经或经血量多的人来说，有可能可以缓解不适。

每月的排卵和月经，对子宫和卵巢来说，是负担相当重的

♥ 避孕药的优点 ♥

- 避孕效果。

- 调整月经周期。

- 减少月经出血量，舒缓痛经和经前期综合征的症状。

- 长期服用可降低良性乳腺疾病、子宫内膜异位症、子宫体癌和卵巢癌的发生概率。

- 改善青春痘和多毛症。

****

♥ 避孕药的副作用 ♥

- 轻微恶心、乳房胀痛等。

- 时有不规则的生殖器出血。

- 偶尔会引发血栓或心肌梗死，但发生概率非常低。

"工作"。没打算立即怀孕的人可借由服用避孕药，减轻月经来访时的不适，调整周期，让子宫为未来怀孕做好准备。但是，避孕药的种类很多，也会有副作用，建议在咨询过妇产科医生，获得完整说明后再服用。

● 心理因素和子宫卵巢的运作有关→真的

调控雌性激素分泌以及排卵，引发月经来潮的是位于大脑中的下丘脑。下丘脑是非常敏感的，容易受到压力等心理因素的影响。

有烦恼，心情差睡不着觉，或者感冒发烧等原因，常常会影响月经周期的规律。如果只是偶尔的不规律还没关系，但对于太频繁的不规律，甚至是周期完全乱掉的状态，还置之不理的话，不仅会扰乱激素平衡，还可能会变成不易怀孕的体质。

我们在社会中求生存，本来就难以过着无压力的生活。为了能让自己开朗点，用更宽广的心胸去生活，重新审视自己与他人的交往方式以及自己的生活方式非常重要。建议寻找与建立让自己心情开朗、充满正能量的兴趣和习惯，从而有效管理好自己的情绪。

子宫和卵巢正常运作，让每个月的月经都准时报到，不仅是代表身体健康，也是代表心理健康的重要指标。

第 章

健康女人都在做促进血液循环的「顺手保养操」

为了"子宫＆卵巢"的健康，让我们一起提升血液循环力吧！

当你还是小孩子的时候，是否有人告诉过你"女孩子的下半身不能受寒"？

这句话，可是有其深意的。

要让子宫和卵巢保持健康，最重要的是拥有良好的血液循环。血液会运输新鲜的氧气、营养、激素到子宫和卵巢，也会从子宫和卵巢中运出废物，进行新陈代谢，所以子宫和卵巢的健康状态，可以说是被血流的顺畅度所左右。

子宫和卵巢上的血管非常细，哪怕是日常生活里发生的一点小事，都有可能影响到血流的顺畅度。

因不均衡的饮食、运动不足、睡眠不足、手脚冰冷、压力过大等原因导致血液循环不畅时，子宫和卵巢就会失去活力，造成月经失调、痛经、经前期综合征等的发生。

另外，卵巢的血流，会随着年龄增长而减缓。不论怎么努力，我们还是无法抑止因年纪渐长而造成的卵泡数量减少及卵子质量降低。因此，让流往子宫和卵巢的血液顺畅，是我们在日常生活中唯一能够靠自己办到的事。

维持血液循环顺畅的重点在于不让身体受寒，随时保持身体温暖。为了维持内脏运作，身体必须要保持一定的温度。卵巢更是内脏中非常容易受寒冷影响的部位之一，所以我们一定要时时记得以下半身为中心保暖，提高血液循环力。

每日顺手保养，子宫和卵巢都能充满活力！

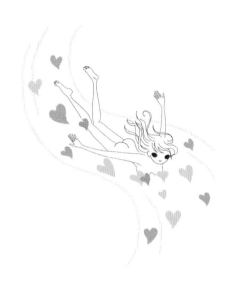

平常没有运动习惯的人，或是不喜欢运动的人，抑或是一整天都以相同姿势坐在桌前工作的人，可能已在不知不觉中，让自己的子宫和卵巢周围的血液循环恶化了。

要促进子宫和卵巢外围的血液循环，最有效的方法就是运动。子宫和卵巢位于身体深处，因此只靠体外使用暖宝宝、热水袋或护腹带，其实很难使其充分获得温暖。运动可使肌肉产生热能，让身体由内至外感到温暖。

这里要向大家介绍几种对促进血液循环有显著效果的运动及穴位按摩法。这些方法，即使对不喜欢运动或忙碌的人来说，都能简单完成，因此请不用担心。将一边看电视或一边做家务就可做到的"顺手保养操"变成每日必做的习惯，就能将血液充分运输到子宫和卵巢中。做完运动后，不只是身体，连心情也会变得轻松。大家也可以用"顺手保养操"来消除压力哦！

促进卵巢周围血液循环的
"顺手保养操"的要点

●●• 1 随时随地想做就做 •●●

持续运动的秘诀，就是将运动变成习惯。在家中、办公室里，只要想做，任何时候都可以做，让我们一起将"顺手保养操"融入生活吧！最理想的目标，就是"等到我意识到时，才发现原来我已经每天一边看电视，一边在做子宫和卵巢的保养了"。

●●• 2 运动时，必须配合呼吸 •●●

做相同动作时，闭气运动，和一边深呼吸一边运动的效果是大不相同的！深深吸入空气再吐出的腹式呼吸法，对温暖身体、促进血液循环非常有帮助。记得要一边慢慢做腹式呼吸，一边运动哦！

●●• 3 可消除压力 •●●

压力会让全身肌肉紧张，减缓血液循环，这样一来，输送到子宫和卵巢的血液量也会减少。可以轻轻松松持续做的"顺手保养操"，也有缓解压力、改善血液循环的效果。

●·顺手保养操1·躺在床上转动髋关节

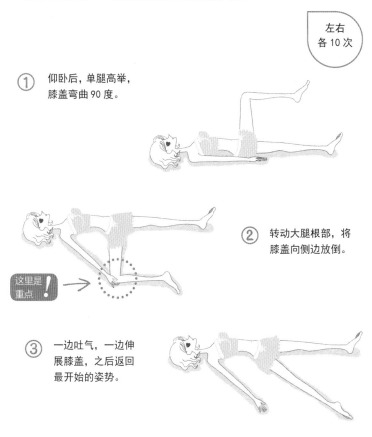

左右
各10次

① 仰卧后，单腿高举，膝盖弯曲90度。

② 转动大腿根部，将膝盖向侧边放倒。

这里是
重点

③ 一边吐气，一边伸展膝盖，之后返回最开始的姿势。

　　这是个在睡前或早上起床时，在床上即可做的动作。保持仰卧的姿势，如同在搅动空气般，腿从大腿根部转动（请想象成仰躺着做蛙泳的腿部动作）。这个动作可放松髋关节，促进其周围的血液循环。

　　左右腿中，若有一边容易转动，另一边转起来"咔咔"响的话，不容易转动的那侧骨盆很有可能已经变形歪斜。子宫和卵巢是重要的器官，被骨盆保护在其中。骨盆一旦变形，会压迫到大血管，导致子宫和卵巢周围的血液循环恶化。此外，也会让骨盆周围的肌肉绷紧，血液流动变差，形成恶性循环。

调整骨盆的方法有很多种，其中任何人都能做到的最简单的方法，就是转动髋关节。

说到"转动髋关节"，没有做过的人可能一时之间很难理解，其实髋关节靠自己就能转动。骨盆和髋关节是连在一起的，因此放松髋关节后，就能调整好骨盆位置，促进子宫和卵巢的血液流通。

● · 顺手保养操 2 · 一边做家务，一边转动腰部

在做家务，如晒衣服或用吸尘器打扫房间时，能顺便做的运动，就是转动腰部。利用类似摇呼啦圈的方式，只需要转动腰部这个简单的动作，就能矫正变形的骨盆，促进子宫和卵巢的血液循环。

持续做这个动作，还可以锻炼到身体的深层肌肉，练出美丽的腰部线条与臀形，得到令人满意的效果。

习惯转动腰部的动作以后，可以试着搭配穴位按摩。

在此推荐大家多按摩"肾俞穴"。在中医里，多按摩此穴位可促进精气及血液循环，提高生殖功能，并能缓解因身体受寒而带来的痛经及月经失调。

另外，按摩肾俞穴，不只是对女性有良好效果，对有勃起功能障碍及早泄等烦恼的男性也有很大帮助。

向转动较顺的
方向转 10 次,
向转动较不顺的
方向转 5 次

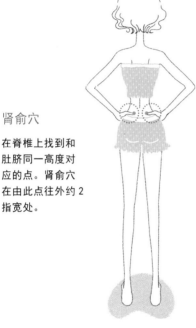

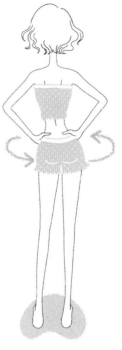

肾俞穴

在脊椎上找到和
肚脐同一高度对
应的点。肾俞穴
在由此点往外约 2
指宽处。

① 挺胸,双脚微微张
开站立。双手抓住
腰部,用大拇指按
压肾俞穴。

② 接着按住肾俞穴,
转动腰部。肚脐
保持朝前,只转
动骨盆。

　　肾俞穴的位置,是在脊椎的中心(约与肚脐同高)起往外
约 2 指宽处。转动腰部再加上按摩肾俞穴,能达到加倍的效果,
让子宫和卵巢更加健康。

● · 顺手保养操 3 · **一边刷牙，一边做 V 字提脚运动**

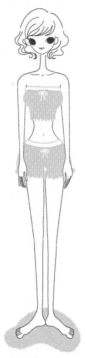

每次 3 秒
×
10 次

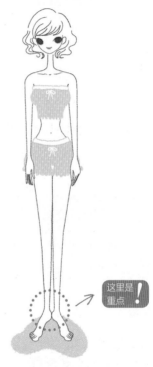

这里是
重点 !

① 左右脚跟靠拢，脚尖打开呈 V 字形，胸背挺直站立。注意！千万不可以驼背或身体往前倾。

② 两脚脚跟保持靠拢状态，慢慢地踮起脚尖。想象着有水被从阴道往头部吸过去那般提高身体。

　　这是每天早上刷牙时，或搭公交车、地铁去上班上学的途中都可做的运动。动作非常简单。为了提高脚跟，自然会在下腹部施力，呈现屁股夹紧的姿势，这样一来，可促进子宫和卵巢的血液循环。

我们踮起脚尖时,重心会不稳,上半身容易摇晃。踮起脚尖,保持脚跟提高的姿势,在这个动作下,我们会试着保持平衡,好让自己能稳稳站立,因此可锻炼到身体的深层肌肉。深层肌肉得到锻炼以后,会增加体内能量的消耗,基础代谢率也会跟着提高。坚持做这个运动,可养成易瘦体质。

左右两脚的脚跟紧紧靠拢,从脚跟、膝盖到大腿,以身体中心为准,向上立起。保持这个姿势,好像要将聚集到身体中心的力量往上拉一般,挺起胸背。不过,最重要的不是要越踮越高,而是不要让两脚跟分开。请想象成头顶有根铁丝吊着身体那般。还有请注意,做这个动作时,尽量不要让上半身一直摇晃。

● ·顺手保养操 4 · 一边看电视,一边做骨盆运动

这是个可以锻炼到支撑骨盆的重要臀部肌肉,特别是臀中肌的动作。躺在床上或沙发上看电视时,顺便来调整一下骨盆,促进子宫和卵巢的血液循环吧!

可能有人会怀疑,只是开合双膝,就对调整骨盆有效吗?试试看,你会意外地发现,做这个动作其实还蛮吃力的。

这个动作的重点在于不可以摆动摇晃骨盆,并非让膝盖开得越大越好。

骨盆与髋关节相连,因此只要有一边的膝盖很难张开,或是张开时腿会发抖,就表示骨盆可能已经变形了。为了能稳稳地支撑骨盆,锻炼骨盆周围的肌肉,特别是臀部肌肉,就显得

非常重要。

对女性来说，拥有紧致臀形是相当迷人的。想要拥有看起来年轻美丽的臀形，就把这个运动变成日常习惯吧！

左右
各 10 次

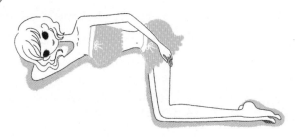

① 以躺着看电视的姿势，让身体侧卧。单手放在头部下以便支撑，两膝弯曲呈 90 度。

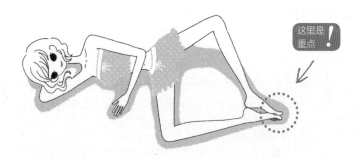

这里是
重点 !

② 吸气后准备。一边吐气，一边打开上方的膝盖（不需要勉强过度张开）。接着，一边吸气，一边让膝盖回到原位。

·顺手保养操 5· **一边听音乐，一边做阴道训练操**

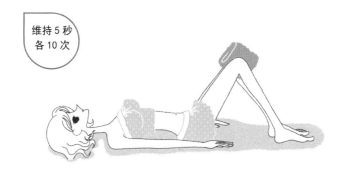

维持 5 秒
各 10 次

① 仰卧立起双膝，在双膝间夹住卷成筒状的毛巾（也可以用小垫子）。双手手掌与双脚脚底紧贴地面。吸气准备。

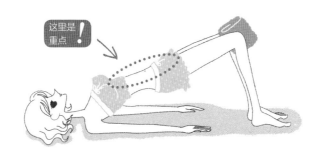

这里是
重点！

② 一边吐气，一边像有水从阴道往上被吸走般抬高腰部。从胸部到膝盖保持在一条直线上。维持 5 秒后，一边吸气，一边慢慢地回到步骤 1 的姿势。

　　近来，能紧实阴道的 "阴道训练" 成为热门话题，市面上到处可见各种相关书籍和专用道具。

所谓阴道训练，是指锻炼位于阴道周围的骨盆底肌肉。锻炼此部分的肌肉，可促进骨盆内及女性生殖器周围的血液循环，增强性爱时的快感，也可改善生产后的漏尿症状。

阴道训练对子宫和卵巢来说，也是好处多多。在此介绍可以在放松休息的时间里，一边听着喜欢的音乐或广播，一边做的简单阴道训练操。

将毛巾夹在两膝之间，身体抬起呈桥状后保持不动，这时肛门及阴道周围的肌肉会自然施力，很容易感觉到"阴道正在缩紧"。

常有人说这个动作和"中断小便"的感觉一样。真的中断小便可能会引发膀胱炎，所以不建议大家在小便时做这种训练。做阴道训练操时，请想象有水从阴道往上被吸走，试着让阴道口向上用力。

● · 顺手保养操 6 · 一边洗澡，一边按摩穴位

不论每天过得如何忙碌，在一天快结束时，每个人应该都会洗澡吧。让我们一边洗澡，一边按摩穴位，保养子宫和卵巢吧！

这里要告诉所有女性记下来绝对有帮助的两个穴位。

第一个是三阴交穴。在中医里，这个穴位被认为和子宫相关，所以又称"女三里""妇人三里"，是和女性身体有着极深关系的穴位。另一个是血海穴。如同其名，是控制血流的穴位。按压此穴，可维持雌性激素的分泌平衡，并改善手脚冰冷、

肩膀酸痛等症状。按摩三阴交及血海穴，对月经失调、痛经、各种更年期症状等妇科烦恼，均可达到一定程度的改善效果。

　　每个人身体穴位的位置可能会略有不同，找穴位时，可参考下面的图示，按压穴位周边以寻找正确位置。按到觉得有酸痛感的地方，或者觉得有突起的硬块，那就是你穴位的正确位置了。按压穴位时，每次维持 5 ～ 10 秒，力道保持"有点痛，但觉得很舒服"的程度。

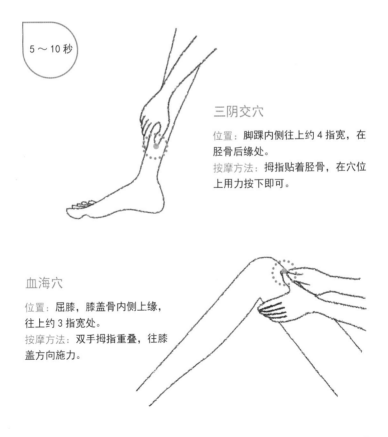

5 ～ 10 秒

三阴交穴

位置：脚踝内侧往上约 4 指宽，在胫骨后缘处。
按摩方法：拇指贴着胫骨，在穴位上用力按下即可。

血海穴

位置：屈膝，膝盖骨内侧上缘，往上约 3 指宽处。
按摩方法：双手拇指重叠，往膝盖方向施力。

❤ 采用能让身体温暖的生活方式！ ❤

为促进子宫和卵巢的血液循环，最重要的事就是尽量避免让身体受寒，随时让身体保持温暖。请按照以下列举的生活重点，让"保持身体温暖"成为你的日常习惯吧！

◉ 均衡饮食

均衡摄取当季食材，特别是含有能造血的铁元素、产生热量的优质蛋白质、促进新陈代谢的维生素 B 族的食物一定要多食用。请避免采用完全不吃含糖分食物等偏激的减肥法或饮食疗法。

◉ 过规律正常的生活

晚上不熬夜，早上不赖床，尽量每天在同样的时间睡觉、起床，并且认真吃三餐。体内的生理时钟调整好，自律神经才能安定，卵巢才能健康地运作。

◉ 沐浴 & 睡眠

一直到深夜都还沉迷在看电视或玩手机里的话，身体就无法进入放松模式，血液循环也会跟着恶化。请尽量在午夜 12 点前入睡。沐浴时，也不要只冲洗身体，最好能泡个澡。

◉ 控制压力

过度累积压力的话，自律神经就会失调，导致体温降低，身体容易变得冰冷。请为自己安排放松时间，如做芳疗或泡澡等。

第 3 章

雌性激素

与女性身体的私房话

雌性激素是增进女人味的"关键因素"

雌性激素，是与女性美容和健康无法分开的重要存在。与时尚、节食、化妆一样，雌性激素也是能让女人变美的关键，近年来更是备受瞩目。

雌性激素，不仅与排卵和月经、怀孕和生产相关，更是肌肤、毛发、骨骼等关乎女性整体健康的重要支柱。而且不只对身体，对精神层面也有很大的影响。

● 只要一点点，就有超大影响力的雌性激素

雌性激素，是打造女人柔软、圆润的身体曲线，以及娇嫩肌肤、丰泽头发等所谓"女人味"所不可或缺的要素。当然，对"粉红色子宫计划"来说，也是非常重要的一环。

那么，雌性激素到底是什么呢？

不只是雌性激素，所有的激素，哪怕是极少的量，都会给身体带来很大的影响。有时看到广告宣传单上印着"提升雌性激素"或"迅速增加雌性激素"，脑海里就会浮现体内有液体状物质源源不绝流出的画面。事实上，一个月经周期内，身体分泌出的雌性激素在每毫升血液中只有一万亿分之一克那样稀少的量。

雌性激素的微量变化，能对女性身体产生极大影响。雌性激素是非常敏感的物质，些微的增减就能引发月经失调，或排卵停止，或月经来潮。

很多人往往认为，雌性激素分泌得越多就越有女人味，

外在就会越漂亮，但其实多并不代表是好事。

例如属于雌性激素之一的雌激素，若是分泌过多，会提高罹患乳腺癌和子宫颈癌的风险，还可能造成子宫肌瘤或子宫内膜异位症恶化。

总而言之，激素重要的不是量，而是能否平衡分泌。希望各位读者能谨记这一点。

● 主掌女人一生的雌性激素

在我们体内运作的激素有 50 种以上，其中被称为雌性激素的是雌激素和孕激素这两种。

女人的一生，可大致分为幼儿期、青春期、性成熟期、更年期及老年期 5 个阶段。每个阶段都会受到雌性激素的影响。

● **幼儿期·儿童期（0～8 岁）**……是婴儿出生、身体成长的时期。

● **青春期（8～18 岁）**……雌性激素的分泌量渐增。从初潮开始，到月经周期稳定为止的期间，称为青春期。

● **性成熟期（18～45 岁）**……雌性激素的运作渐趋活跃，是调整身体以便怀孕、生产的时期。雌性激素的分泌量在 30 岁左右达到顶峰，之后会开始下降。

● **绝经过渡期（45～55 岁）**……又称更年期，雌性激素的分泌量渐减，卵巢也开始衰退，最后会绝经。

● **老年期（55～75 岁）**……绝经以后，雌性激素中雌激素的分泌量会急剧减少。罹患生活习惯病的风险会逐渐增加。

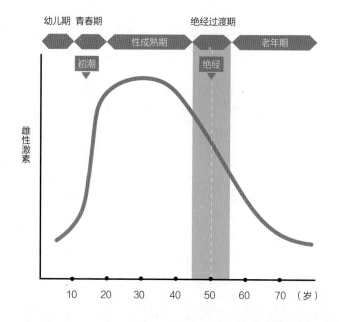

女人的一生中
雌性激素分泌量的变化！

进入青春期后，大约是在要迎接初潮时起，体内会开始制造雌激素，让女性身体准备好能怀孕、生产和哺乳，雌激素的分泌量约在 15 岁之后开始增加，30 岁左右达到顶峰，之后则会开始慢慢减少。

● 联结新生命的女性月经周期

　　每个月，雌性激素的分泌都有着很大的变化。这种变化，与怀孕和生产关系密切，且每种变化都有其重要意义。

　　例如，从月经到排卵之间的"卵泡期"，是雌激素分泌增加的时期。雌激素有润泽肌肤、使大脑更有活力的作用，因此，这个时期的女性身体和心理，都处在最佳的状态，可以说是吸引男性的"魅力期"。

　　接着到访的是"排卵期"。此时，阴道会分泌更多较黏滑且透明的分泌物，以利于同房时男性生殖器的插入，并较易留住大部分精子。

　　排卵后的"黄体期"则是孕激素分泌增加的时期。这时，身体易有水肿、便秘、肌肤粗糙和情绪焦躁不安等不适。这是个会让人感到些许郁闷的时期，但也是让身体做好准备迎接胎儿来临的准备期。如果没有怀上孕，雌激素和孕激素的分泌量就会减少，然后进入下一次的月经周期。

　　即使心里认为"现在还没有结婚的打算"或"还不确定将来要不要生小孩"，女性体内的生理规律还是会调整至让胎儿进驻、创造新生命的状态。让我们一同来了解自己的体内生理时钟，和自己的身体做好朋友吧！

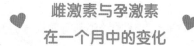

雌激素与孕激素
在一个月中的变化

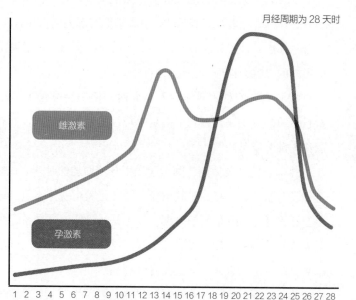

月经周期为 28 天时

雌激素

孕激素

1 2 3 4 5 6 7 8 9 10 11 12 13 14 15 16 17 18 19 20 21 22 23 24 25 26 27 28

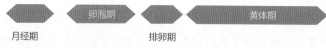

月经期　　　卵泡期　　　排卵期　　　黄体期

约从月经结束时开始，直到排卵日前，雌激素会大量分泌，让肌肤显得较紧致，头发散发光泽。排卵后，孕激素的分泌量增加，子宫内膜增厚，做好让受精卵着床的准备。如果没有受精成功，会进入下一次的月经周期，子宫内膜会脱落，随经血排出。

雌性激素
不是子宫分泌出来的！

似乎有很多人认为雌性激素是子宫分泌出来的。子宫并不具备分泌激素的功能。雌性激素由卵巢分泌，而管控分泌的，则是大脑中的下丘脑。

● 从大脑到卵巢，影响激素分泌的联动机制

下丘脑会经常检查血液中的激素含量，以便分泌促性腺素释放激素（GnRH）。接收到分泌指令后，垂体会分泌出同属促性腺激素的促卵泡激素（FSH）及促黄体素（LH），并向卵巢发出分泌激素的指令。卵巢接收到指令后，就会分泌雌激素和孕激素。下丘脑是最容易受到睡眠不足、生活不规律、过度减肥等影响的部位，所以请仔细审视自己的生活习惯，你是否过着让激素正常分泌的生活呢？

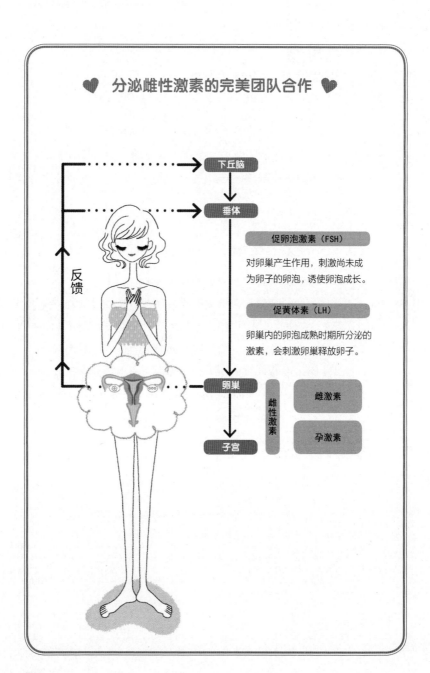

分泌雌性激素的完美团队合作

下丘脑

垂体

促卵泡激素（FSH）

对卵巢产生作用，刺激尚未成为卵子的卵泡，诱使卵泡成长。

促黄体素（LH）

卵巢内的卵泡成熟时期所分泌的激素，会刺激卵巢释放卵子。

反馈

卵巢

雌激素

孕激素

雌性激素

子宫

● 打造美颜美体的激素，及助孕的激素

　　雌性激素中，雌激素会对我们的身体产生很多让人感到幸福的作用，可以将其称为"美人激素"或"漂亮激素"。

　　例如，雌激素可以让我们的肌肤和头发润泽发亮。还有，它可以加快人体的新陈代谢，抑制胆固醇的吸收。

　　排卵前，雌激素的分泌量增加，此时注意力集中度提高，身心都处于绝佳状态，若是做肌肤保养和运动，会较容易显现效果。

　　另一个雌性激素——孕激素的主要作用是维持怀孕状态。若确定怀孕了，一直到宝宝出生前，孕激素都会持续分泌。孕激素虽然在怀孕期间不可或缺，但如果不是孕期，却分泌过多，则有可能会出现肌肤干燥或心情浮躁等让人不快的不适症状。

　　为保证子宫和卵巢的健康，雌激素和孕激素两方必须均衡分泌。下一页中，将会整理与排卵、月经、怀孕、生产相关的主要激素一览表，供读者参考。

与子宫 & 卵巢

相关的激素种类及作用

主要作用	分泌场所
雌激素	
● 促使排卵 ● 促进乳房和子宫的发育 ● 调整自律神经 ● 维持骨质密度 ● 减少血中胆固醇 ● 活化脑细胞	卵巢
孕激素	
● 使子宫内膜增厚，让受精卵易于着床 ● 稳定怀孕期间的胎盘状态 ● 使基础体温升高	卵巢
促性腺素释放激素（GnRH）	
● 促进促卵泡激素和促黄体素分泌	大脑（下丘脑）
促卵泡激素（FSH）	
● 促使卵泡成熟 ● 促进雌激素分泌	大脑（垂体）
促黄体素（LH）	
● 引发排卵 ● 促进孕激素分泌	大脑（垂体）
催产素（OT）	
● 收缩子宫，加速分娩 ● 帮助母乳分泌	大脑（垂体）
催乳素（PRL）	
● 促进母乳分泌	大脑（垂体）

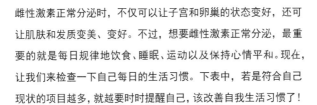

注意！

这些是会破坏雌性

激素分泌平衡的生活习惯

雌性激素正常分泌时，不仅可以让子宫和卵巢的状态变好，还可让肌肤和发质变美、变好。不过，想要雌性激素正常分泌，最重要的就是每日规律地饮食、睡眠、运动以及保持心情平和。现在，让我们来检查一下自己每日的生活习惯。下表中，若是符合自己现状的项目越多，就越要时时提醒自己，该改善自我生活习惯了！

☐　饮食不规律，且常吃外食或便利商店的便当。

☐　即使已经吃饱了，还是吃个不停，往往会吃得太饱。

☐　正在实行控制饮食的减肥法。

☐　有抽烟习惯。

☐　几乎天天喝酒。

☐　上网、看电视直到半夜。

☐　休假时，常常会睡到中午。

☐　洗澡时，常常冲完澡就结束。

☐　喜欢穿紧身衣裤或薄衫。

☐　有头痛、肩膀酸痛和腰痛的烦恼。

☐　常常久坐在桌前工作，没有运动习惯。

第 4 章

「好月经」是「美子宫」的最佳表现

"好月经"是"子宫力"与健康的重要指标

月经一来，腰和肚子就痛，身体也觉得疲累，什么事情都不想做，甚至有人的痛经症状已经严重到影响日常生活和工作。

另外，月经来访前的1～2周，会有烦躁不安、腹痛、想睡觉、头痛等各种不适的情况，称为经前期综合征（PMS）。虽然在月经开始后，会自然地消失，但在这期间，有的人可能会因此精神不稳定，遇到一点小事就暴躁易怒，或者陷入忧郁情绪中。

● 每月报到的月经机制

子宫内侧由子宫内膜所覆盖。配合月经周期，子宫内膜会渐渐增厚，在月经来临之前，增厚到约1厘米左右。月经开始后，子宫内膜会脱落，随着经血一起排出体外。

每次月经结束后，子宫内膜的基底层会再生出新的组织，让内膜增厚。子宫内膜因月经而脱落，排出体外，接着再生，如此每月循环，均是依靠雌性激素才能完成。这个循环如果顺利进行，就是雌性激素正常运作的最佳证据。

● 从月经可以了解子宫和卵巢的状况

对于痛经或苦恼于经前期综合征的人来说，月经的存在可能会让人感到厌烦："啊，这个月又来了。"可是，我们无法用肉眼观察雌性激素分泌的情形，无法用肉眼确认卵巢是否正常运作，是否排卵。但是，每个月的月经能帮助我们简单确认这些事情。

当然，最理想的自我检查方式是将月经情况和基础体温（参考 80 ～ 84 页）一起检查，但此处我们先来关注一下自己的月经吧！下面将会介绍应该检查月经的哪个部分，以及从那部分之中可以获得怎样的信息。

你的月经是"好月经"吗？
自我检查一下吧！

以月经开始的那一天作为第一天，到下一次月经开始的前一天为止，这期间称为"月经周期"或"月经循环"。每个人的月经周期长短不一定相同，一般 25 ～ 38 天属正常范围。

● 最重要的是"规律性"

一般认为最理想的月经周期是 28 天，但其实不一定要准确的 28 天，只要有规律性地循环就可以了。月经周期会因睡眠不足、压力、感冒等身体不适而受到影响。如果周期提早或延迟 2 ～ 3 天，不会成为大问题。最好能将自己的月经周期记录在

♥ 月经 CHECK　　part 1 ♥

● 月经周期短

正常的月经周期为 25 ~ 38 天，若周期在 20 天以下，或一个月来两次月经，则可以说是月经周期短，称为月经频发。月经频发的情况，又可分为有排卵和无排卵两种。有排卵的情况是因为激素失调；无排卵的情况则是因为卵子未释出。

● 月经周期长

每次月经间隔 39 天以上或周期更长者，称为月经稀发。这种情况，一般认为是卵巢没有充分运作，导致雌性激素没有正常分泌。明明是离更年期还很久的年纪，月经周期却总是间隔很长的话，建议找专家检查下激素的分泌状况和有无排卵。

● 月经周期不规律

月经周期忽长忽短，这种周期不规律的情况发生，有可能是因为雌性激素失调。

● 没有月经来潮

从初潮算起已经超过 5 年，且尚未达到更年期的年龄，若超过 60 天以上未有月经来潮的话，就要注意了。这种情况称为"闭经"，很有可能是卵巢的运作能力极弱。建议尽快到妇科就诊。

自我检查多次月经周期后，若有上述任一情况发生，建议向妇科医生咨询。

笔记本或日历上。最近有不少可预测排卵日和下次月经来潮日的网站和手机应用程序出现，但是人类的身体是非常敏感的，不一定能照着电脑预测的方向走，不过对于怕麻烦的人来说，这些都是非常方便的使用工具，也可以将其当作一个参考的标准。

● 检查"量"与"长度"

检测是不是"好月经"的另一重点，是月经的出血量及经期的长度。

不过，这方面的个体差异较大，因此不需要对此过于执着，将其当作一个参考依据即可。

一般来说，一次经期大约会持续 3～7 天，第 2 天或第 3 天的出血量会达到顶峰，之后渐减。如果经期持续超过一星期以上，或是出血量少，或是经期在 3 天内就结束，则很有可能是身体内某种原因所致。

月经出血量大约为 50～180 克，但我们很难去测量出血量。较为简单的检测法是观察卫生巾。量多的时候，大概每 2 个小时更换 1 次量多型卫生巾是正常的情况。

"用了夜用型卫生巾，结果还是会漏出沾到内裤或床单上""白天用的卫生巾，不到 1 小时就满了""出血量多到有贫血症状了""过了第 3 天，经血还是很多"等等状况发生时，则有可能是身体内潜藏着某种妇科疾病。

关于月经出血量及经期长短的问题，可分为下面的几个类型。

♥ 月经 CHECK　　part 2 ♥

● 经期过长

经期超过 8 天以上，即称为经期过长。可能是激素分泌失调或有子宫方面的疾病，也有可能是下丘脑、垂体、卵巢等与雌性激素分泌有关的器官发生问题了。

● 经期过短

经期 2 天内就结束等时间过短的情况，称为经期过短。有可能是雌性激素分泌量少，导致子宫内膜厚度不足，或是子宫发育不全，抑或是甲状腺功能异常。

● 经血过多

出血量多、出血急增、出血量渐多、经血中可见血块混合等情况，均称为经血过多。有可能是子宫肌瘤、子宫腺肌症、子宫内膜异位症、子宫息肉等疾病所导致的，要特别注意。

● 经血过少

出血量极少，或是卫生巾上只看到一点点经血经期就结束了的情况，称为经血过少，原因有可能是因压力造成的卵巢功能衰退。

自我检查每个月的月经来潮情况，觉得有异常时，请尽快向妇科医生咨询。

● 如果有这种月经问题，就要注意了

月经问题中，最具代表性的就是痛经。经期前到经期间下腹部所感觉到的疼痛，统称痛经。痛经可以从腹部稍微疼痛到不吃止痛药不行的程度，更严重时，甚至不得不向学校或公司请假，无法外出而影响到正常生活。痛经的原因，主要有下列几种：

● **激素分泌的影响**……月经来潮时，子宫内膜会分泌名为前列腺素的激素。月经期间，前列腺素会刺激子宫收缩，将不需要的子宫内膜及血液排出。但此激素分泌量过多时，会导致子宫剧烈收缩，使人感觉到下腹痛或腰痛。

● **生活习惯或压力的影响**……在冷气房待太久、穿太少、摄取过多冰冷食物等原因，都会让体内降温，血液循环变差，导致痛经程度加剧。有时也会因生活发生剧烈变化，或精神压力等因素，引发痛经。

● **子宫疾病的影响**……有子宫肌瘤时，月经出血量会增加，痛经也会加剧。子宫内膜异位症也会使痛经程度增强，有时甚至吃止痛药仍无法抑制疼痛。

下页中，将列举数个月经问题。若觉得有符合自身的，请尽快至妇科咨询。

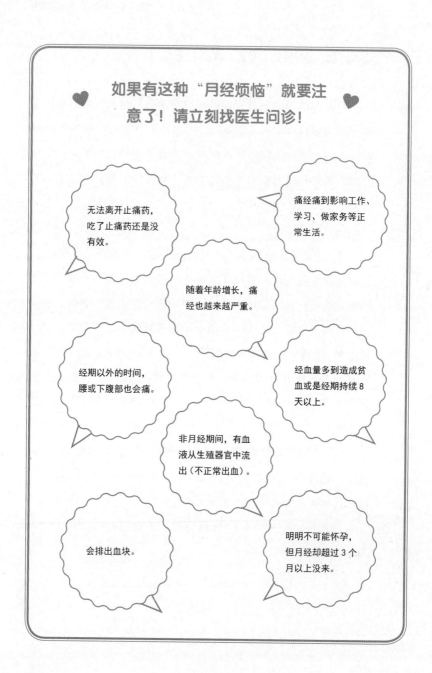

如果有这种"月经烦恼"就要注意了！请立刻找医生问诊！

无法离开止痛药，吃了止痛药还是没有效。

痛经痛到影响工作、学习、做家务等正常生活。

随着年龄增长，痛经也越来越严重。

经期以外的时间，腰或下腹部也会痛。

经血量多到造成贫血或是经期持续8天以上。

非月经期间，有血液从生殖器官中流出（不正常出血）。

会排出血块。

明明不可能怀孕，但月经却超过3个月以上没来。

● 为自己找一位固定医生，预防妇科疾病

每个月的月经都没有问题，也不考虑怀孕的人，也许没有到妇科求诊的机会。但是，如果能为自己找到一位固定看诊的医生，对女性来说，就是找到一位可靠的伙伴。最近患上妇科疾病的人数有增加的趋势，因此只要有一点问题，马上询问了解自己身体状况的医生，总是比较令人安心。即使身体没有问题，或是没有感觉到任何不适，也尽量养成每年做一次妇科检查的习惯吧！

以前的女性在 20 多岁就已经生了好几个孩子，会因怀孕和哺乳的关系，停止月经来潮。现代女性的初潮年龄提前，但怀孕和生产的年龄却在推迟，次数也在减少，因此一生中月经来潮的次数相对增加了（有数据显示，较以前女性增加了 9 倍）。妇科疾病增加，意味着子宫和卵巢没有得到休息，一直处在劳动状态。

下页中，将简单整理一些任何女性都有可能患上、较具代表性的妇科疾病及其征兆，若有符合所列征兆的，请及时向妇科医生问诊。希望各位平常就能自我检查月经状况及周期，如此才能及时察觉到子宫和卵巢的问题。

不可忽视！
妇科疾病的征兆

子宫肌瘤的征兆

- 月经出血量多
- 经期长
- 痛经剧烈
- 不正常出血
- 阴道分泌物多
- 贫血
- 眩晕
- 尿频
- 腰痛
- 腹痛
- 腹部有硬块

子宫内膜异位症的征兆

- 痛经剧烈
- 经血量多
- 不正常出血
- 性交及排便时疼痛及出血
- 腹痛
- 下腹痛
- 阴道有带血的分泌物
- 尿频

宫颈癌的征兆

- 不正常出血
- 性交时出血
- 阴道有带血的恶臭分泌物

卵巢囊肿的征兆

- 平时会有如痛经般的腹部疼痛
- 腰痛
- 伴随呕吐的腹痛
- 腹部有硬块

了解经前期综合征，顺利度过经前期

月经来潮前引发的身心方面的各种不适，称为经前期综合征（PMS）。

经前期综合征的症状各式各样，可达到150种以上，其中最主要的症状是烦躁不安、情绪低落等心理上的不适。

● 经期前的忧郁情绪是必然的

因经前期综合征而产生的忧郁情绪，其原因之一是脑内的"幸福分子"——血清素减少了。血清素是大脑内的神经传递物质，正常分泌时，能使人感到安定平静、心情良好、有满足感等。

排卵时，雌激素的分泌量降低，导致血清素也急剧减少，因而会引起焦躁不安、心情低落。另外，日常生活中，若累积压力、疲劳或紧张情绪的话，经前期综合征的症状也会明显加剧。在这期间，不要过度勉强自己工作，让自己能够掌控好经前期的情绪。

♥ 经前期综合征的代表性症状 ♥

精神方面

- 烦躁不安
- 情绪低落
- 精神不稳定
- 忧郁
- 提不起精神
- 注意力难以集中及判断能力减弱
- 无法做精细的工作
- 容易发呆
- 早晨爬不起来
- 彻夜失眠
- 难以入眠

...etc

生理方面

- 下腹部疼痛
- 胃痛
- 肚子鼓胀
- 腰痛或觉得腰部沉重
- 肩膀酸痛
- 乳房胀痛
- 头痛
- 恶心
- 觉得寒冷
- 头部充血
- 心悸
- 眩晕
- 贫血
- 微微发烧
- 想睡觉
- 肌肤干燥粗糙
- 觉得全身无力
- 容易疲倦
- 水肿
- 体重增加
- 食欲增强
- 食欲降低
- 非常想吃甜食
- 酒量降低
- 拉肚子
- 体臭
- 私处瘙痒

...etc

"好月经"宣言！
自我检查表

□ 月经周期稳定，25 ~ 38 天会有一次月经来潮（可容许提早或延迟 1 周）

□ 经期持续 3 ~ 7 天

□ 经血是鲜红色或红褐色（若颜色为暗黑，则要注意！）

□ 没有大血块（少量小血块无妨）

□ 几乎没有痛经，可正常生活

□ 即使量多时，也不用每 2 个小时更换卫生巾

□ 身体没有发热、恶心、头痛等症状

□ 基础体温呈现双相变化，且有排卵（关于基础体温，请参照 80 ~ 84 页）

第 **5** 章

「排好卵」打造魅力美人！

"排好卵"
让你美丽和性感兼收！

和"好月经"一样，"排好卵"也是非常重要的。

每月月经正常报到的女性的卵巢中，培育着将产生卵子的卵泡，等成熟到一定程度后，排出卵子。这就是"排卵"。

● 什么是排卵日？

一般来说，卵子从卵巢中排出的日子，就是排卵日。在月经周期稳定的情况下，排卵日大约会落在月经开始前的 14 天左右，且基本上一个月会有一次。对想要怀孕的人来说，排卵日是个机会；但对不想怀孕的人来说，却是个危险日。

有的人会有所谓"排卵痛"的下腹部疼痛，也有人会出现不正常出血（非经期出血），还有如分泌物发生变化等其他症状。不过，如果没有检测基础体温，大部分女性都不会发现这些征兆。

● 可以明确知道排卵日吗？

女性的身体非常敏感，会因一点小事就让基础体温产生变化，或让排卵及经期提早或延后。以下将列举几项排卵日的推测法。不过，就算是专业医生，也很难明确指出哪一天是排卵日，所以以下方法，我们还是将其视为"推测"较佳。

● **由基础体温表推测**……曾经有"排卵日是进入高温期前，体温快速下降的那一天"的说法，但后来已经证明并不一定如此。基础体温表上，由低温期切换到高温期时（低温期的最后一天前后），才是排卵日。

● **阴道分泌物的变化**……接近排卵日时，阴道会分泌透明黏稠的分泌物。用拇指及食指试着捏起分泌物并拉开，可拉长至 10 厘米以上，就表示接近排卵日了。

● **排卵试纸**……与怀孕试纸相同，只要在上面滴上尿液，即可预测排卵日。排卵前，促黄体素的分泌量增加，因其也存在于尿液中，所以只要测试它的分泌量，就可推测出排卵日。

● 吸引雄性的雌性激素

雌性动物进入发情期，即将排卵时，身体会释放出激素以吸引雄性。到了排卵日；与雄性交配，接收精子，就算数量很少，也会尽力产出下一代子孙，这就是雌性所具备的天性。据说人类为了将生活合理道德化，发情期就自然消失了。真的是这样吗？

所谓的雌性激素，原本是引导女性身体走向怀孕的激素。如果仔细观察雌性激素的作用和因排卵引起的身心变化的话，就会发现，其实女性的身体每个月都会进入发情期。

例如，经期结束后，开始进入排卵期时，是提升女性魅力的雌激素分泌量增加的时候。托雌激素的福，肌肤及毛发都变得漂亮，心情也会变得开朗活泼，这些正是吸引男性注意力的费洛蒙上升的表现。

还有，接近排卵日时，女性想要性爱的情绪也会高涨，变得更想要与男性有肌肤之亲。这是非常自然的现象，完全不需要感到羞耻或内疚。请大大方方、尽情享受这想要性爱的情欲吧！

暂时不想怀孕的人同样能快乐地享受性生活。觉得性爱很美好或心中爱慕着某人的心情，对"粉红色子宫计划"来说，也是非常重要的一点。不过，要注意避孕和不要染上传染性疾病。

常有人说"性爱使人变美丽"，但其实并没有任何医学根据显示性爱能促进雌性激素的分泌。只是，女性多少会想让对方觉得自己很美，而开始注意自己的仪态和穿着，也会加强保养自己的肌肤和毛发。应该是这样的缘故，才会有恋爱与性爱可使女性变美的说法。

● 注意排卵日前后的分泌物变化

听到"分泌物"这个词，可能很多人心中都有黏黏的、会弄脏内裤的负面印象。可是，分泌物对女性身体来说，是不可缺少的东西哟！

分泌物的真实面貌，是子宫和阴道中分泌出的带有黏性的

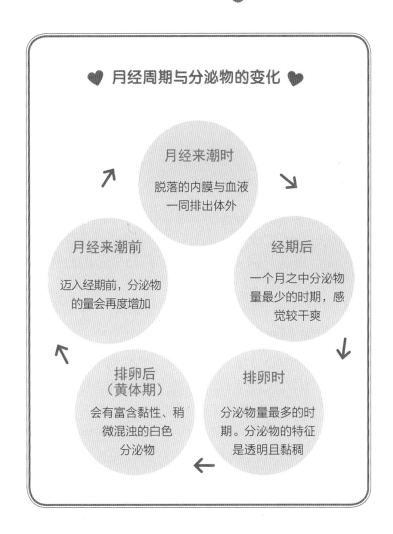

♥ 月经周期与分泌物的变化 ♥

月经来潮时

脱落的内膜与血液
一同排出体外

经期后

一个月之中分泌物
量最少的时期，感
觉较干爽

月经来潮前

迈入经期前，分泌物
的量会再度增加

排卵时

分泌物量最多的时
期。分泌物的特征
是透明且黏稠

**排卵后
（黄体期）**

会有富含黏性、稍
微混浊的白色
分泌物

物质。健康的分泌物，和胃酸一样呈酸性，闻起来有酸奶般的
酸甜味道。这是为了防止细菌通过阴道进入身体，保护子宫的
一种自我保护机制，可以说是让人心安的防护措施。

　　分泌物的量，与雌性激素的运作有关。配合月经周期，分泌物会反复地增加或减少，并且受到雌激素的影响，在排卵日前后大量分泌。平常阴道内呈酸性，到了排卵日前后，为帮助精子活动，会变成微碱性。

与此同时，阴道会分泌黏稠且透明的分泌物，作用是紧紧抓住射进阴道内的精子。

另外，此时分泌物增加的另一原因，是为了让男性阴茎更易进入阴道，以提高性爱的欢愉感。

● 3 个月前开始，即是决定"排好卵"的胜负关键期

到了排卵日，卵子会从卵巢中被排出。被排出的卵子，到底是什么时候被制造的呢？

虽然很多人认为卵子是在经期结束后到排卵前为止的 10 天左右发育的，但事实上，在排卵日被排出的卵子，早在 3 个月前就开始在卵泡中发育了。人类的身体细胞不断地在进行新陈代谢，每 3 个月就会代谢完成所有的老旧废物，卵子也是如此（卵子来源的原始卵泡，是在胎儿时期就已存在体内，因此此处并不是指卵泡重新制造）。

在想要怀孕的人中，有人会只在排卵日前摄取充分的营养，以及控制烟酒的摄入量。虽然不能说这样做没有意义，但是只凭这种做法，并不能制造出健康有活力的卵子。

很可惜的是，目前还没有能让卵子质量迅速提升、恢复年轻状态的特效药，因此此刻的饮食、生活习惯、压力、运动等生活中的一切，都会影响到 3 个月后的排卵。

"排好卵" 宣言！
自我检查表

☐ 规律的生活

☐ 夜晚睡眠充足

☐ 均衡饮食

☐ 保持轻松心态，与压力和平相处

☐ 没有抽烟的习惯

☐ 不过量饮酒

☐ 平常注意保暖

☐ 有适度运动的习惯

☐ 是不过胖也不过瘦的标准体型

☐ 月经周期稳定

☐ 基础体温呈现双相变化
（关于基础体温，请参照 80 ～ 84 页）

请从今天开始，依照上述自我检查表中所列举的项目内容，时时提醒自己过好健康的每一天，以便让卵巢能在 3 个月后排出健康的卵子。

利用基础体温，
掌握自己身体的状态

可能有人会认为基础体温是想要怀孕，或想要避孕的人才需要接触、了解的。事实上，对于所有女性来说，基础体温都是了解自己身体状态的最佳帮手哟！

将基础体温制成图表的话，可以了解女性身体的月经、排卵等情况。如果持续测量记录，就可一目了然身体的运作规律，还可掌握目前子宫和卵巢的健康状态，如有无排卵、易受孕的日期等等。下一页中，将整理出从记录的基础体温中可得知的信息，给各位读者做个参考。

● 从基础体温中可以获得什么信息？

基础体温，是指人体在完全放松，不受肌肉活动、精神紧张、食物及环境温度等因素影响的状态下的体温。

雌性激素正常分泌、正常排卵的健康女性身体，其基础体温会分为低温期及高温期，且会如83页图表显示般反复，呈现一定的规律。

检测基础体温，
可以知道这些事！

◉ 一个月中，自己的身体运作规律

除了经期和排卵日，也能预测经前期综合征的易发时期。如此可以根据自己的身体状态，安排工作和生活。

◉ 有无排卵

即使月经来潮定期，仍有可能发生不排卵的无排卵性功能失调性子宫出血（简称"无排卵性功血"）。通过基础体温的自我检测，可以得知有无排卵。

◉ 月经延期的原因

月经来潮延迟的主要原因有二：一为排卵延迟；一为怀孕。从测量基础体温中可得知原因为何。

◉ 是否怀孕

将基础体温制成图表，可得知低温期与高温期交互发生。若是怀孕，高温期会持续 21 天以上。

◉ 容易受孕的日子

一般认为一个月中最容易受孕的日子，是在排卵日及其前后。从基础体温表中掌握排卵日，就可以知道何时是最容易受孕的日子了。

● 基础体温图表的各种形态

一般来说，从月经开始日至排卵日为止，是"低温期"；以排卵日为界线，体温升高0.3～0.5℃的话，则是"高温期"。接着，约两周后，体温会再次下降，迎接下一次的月经。

理想的基础体温曲线，应是低温期和高温期区分明显，且两者平均温度差在0.4℃以内。

无法区分出低温期及高温期的情况下，即使月经定期报到，也有可能没有排卵。

另外，高温期仅维持9天以下的情况，有可能表示无排卵或黄体功能不全（指孕激素分泌不足的状态）。

基础体温易受睡眠不足及压力等因素的影响。即使记录结果不是完美的基础体温曲线，只要显示出差不多相近的波动，大致上还是没有问题的。

● 基础体温的正确测量法

测量基础体温时，须使用专用的女性体温计。

基础体温的变化，是介于0.3～0.5℃之间非常细微的变化，使用一般体温计无法测出。请使用能测量到小数点以下2位数的测基础体温专用的女性体温计。最近市面上还出现了只要测量体温，就能将结果自动录入，并将数据制成图表的智能体温计。

另外，测量基础体温时，不是测量腋温或耳温，而是测量舌下温度。将体温计测温部分（探针）的前端置于舌下，再轻闭嘴巴。请勿在测量中用嘴巴呼吸。如此可防止口腔接触到外

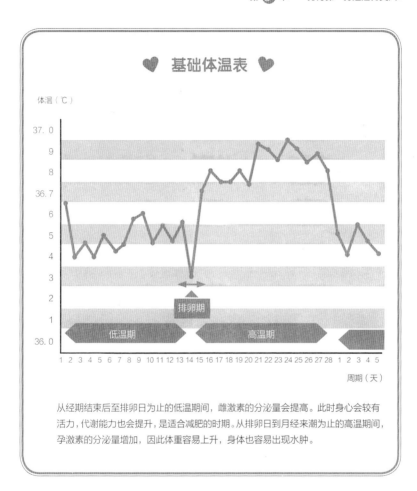

基础体温表

从经期结束后至排卵日为止的低温期间，雌激素的分泌量会提高。此时身心会较有活力，代谢能力也会提升，是适合减肥的时期。从排卵日到月经来潮为止的高温期间，孕激素的分泌量增加，因此体重容易上升，身体也容易出现水肿。

部空气时体温产生变化。

　　腋下和耳朵是体温较易产生变动的地方，对于要测量细微温度变化的基础体温来说，不太适合。

　　首先就以一个周期（从月经开始日到下一次月经前为止）为单位，开始测量基础体温吧！只要能持续记录三个周期，就可以大概了解雌性激素分泌的情况及身体运作规律了。

基础体温
测量的三个重点

◉ 起床后立即测量

事先将女性体温计准备好放在枕边。早上睁开眼睛后，不要移动身体，保持躺着的状态测量温度。从床上爬起来，或是移动身体的话，体温会升高，就无法准确测温了。最理想的方法是每天早上尽量在同一时间点测量温度。不过即使有1～2天忘记测量，只要之后持续即可。重点在于持之以恒。就算每天起床时间不一定，只要记得在睁开眼后测温即可。

◉ 有无排卵

不要只是随手记下测量出来的数字，要将数字制成图表，如此才能清楚地看出一个月内的体温变动。各位可以在医院或药店购买基础体温表，也可从网络上下载。智能手机的应用程序中，也有只要输入数值就会自动显示图表的软件，可多加利用。

◉ 月经延期的原因

凡是身体不舒服、有吃药或有做爱等与平常不同的事发生时，记得要备注在基础体温表上。如此可以了解每日生活中，会影响到基础体温的因素。若是要接受妇科疾病的治疗，基础体温表和这些备注均可成为诊断和治疗的有力参考资料。

Column 1

女性随着年龄渐长，
就必须要接受不孕症治疗吗？

- ■ 顺其自然
- ■ 计划怀孕
- ■ 夫妻双方或其中一方接受不孕症治疗
- ▥ 不想生小孩，但却怀孕了
- ■ 没有回答

怀孕年龄

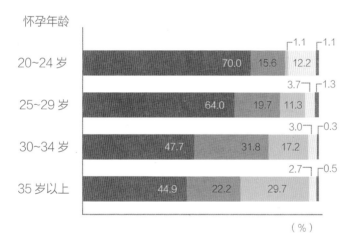

20~24 岁	70.0	15.6	12.2 ┌1.1 ┌1.1
25~29 岁	64.0	19.7	11.3 3.7┐ ┌1.3
30~34 岁	47.7	31.8	17.2 3.0┐ ┌0.3
35 岁以上	44.9	22.2	29.7 2.7┐ ┌0.5

（%）

日本倍乐生教育综合研究所　第 2 届怀孕生产育儿基本调查　2012 年速报版

此数据是将怀孕原因依照年龄区分所实施的调查。由此调查结果可知，随着女性年龄的增长，自然怀孕的比例降低，接受不孕症治疗的比例增加。怀孕时，若妻子年龄在 35 岁以上，夫妇双方或其中一方接受不孕症治疗的比例约有 3 成。

第 6 章

女性身体最重要器官的守护者——骨盆

从下方支撑内脏的守护者

相信很多读者曾于电视或杂志上看到"骨盆减肥""骨盆体操"等词语。

那么骨盆是指身体哪部分的骨头呢？

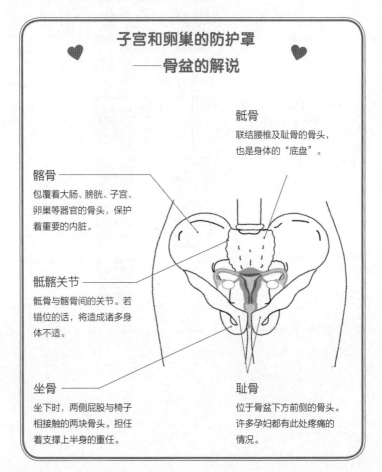

子宫和卵巢的防护罩
——骨盆的解说

骶骨
联结腰椎及耻骨的骨头，也是身体的"底盘"。

髂骨
包覆着大肠、膀胱、子宫、卵巢等器官的骨头，保护着重要的内脏。

骶髂关节
骶骨与髂骨间的关节。若错位的话，将造成诸多身体不适。

坐骨
坐下时，两侧屁股与椅子相接触的两块骨头。担任着支撑上半身的重任。

耻骨
位于骨盆下方前侧的骨头。许多孕妇都有此处疼痛的情况。

● 子宫及卵巢可靠的守护者

　　骨盆位于背骨及大腿骨（从大腿根部到膝盖的大骨头）间，是联结上半身及下半身的骨头。由骶骨、髂骨、尾骨、耻骨及坐骨 5 种骨头构成。

　　骨盆扮演着许多重要的角色，其中一个是保护重要的子宫及卵巢等内脏的守护者。一般而言，女性的骨盆比男性要大上一圈。女性的骨盆除了保护男性所没有的子宫及卵巢外，也形成了女性身体的圆滑曲线。

● 骨盆变形将对子宫产生不良影响

　　骨盆除了保护子宫及卵巢外，还有着下述功能，是默默支撑我们身体所有活动的守护者。

　　● **支撑上半身**……在人站立、行走、就座时，随时支撑着上半身。

　　● **支撑步行**……吸收从腿部所受到的冲击，支撑上半身。此外，还与连接双腿及上半身的髋关节相联动，支撑行走。

　　● **就座时，支撑着身体**……就座时，以坐骨为支点，支撑着身体。

　　● **保护胎儿**……怀孕时，随着胎儿的成长，子宫也会变大。当子宫变大，骨盆也会相应渐渐扩大以保护胎儿。

　　骨盆容易受到习惯动作或生活习惯的影响，从而发生歪斜或错位。

骨盆几乎是支撑我们整个身体活动的部位，一旦歪斜，将会造成各种不适。如子宫及卵巢会移位并受到压迫，而骨盆内血液循环将变差，当然也会给子宫带来不良影响。

让我们通过平常的保养来提升骨盆力，防患于未然吧！

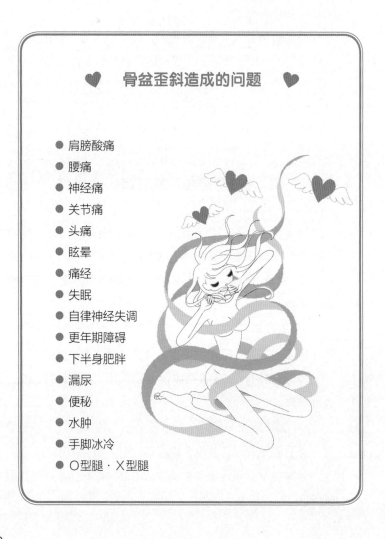

♥ **骨盆歪斜造成的问题** ♥

- 肩膀酸痛
- 腰痛
- 神经痛
- 关节痛
- 头痛
- 眩晕
- 痛经
- 失眠
- 自律神经失调
- 更年期障碍
- 下半身肥胖
- 漏尿
- 便秘
- 水肿
- 手脚冰冷
- O型腿·X型腿

骨盆会打开及闭合

对于骨盆的印象，读者可能会觉得它如马甲般，是无法活动的一块大骨头。其实骨盆是多块骨头的集合体。以骶髂关节为中心，可以前后左右稍稍活动。

怀孕时，为了能够支撑腹中不断成长的胎儿，骨盆会慢慢地扩大；生产完后，又会慢慢地恢复到原本的状态。

除了怀孕和生产时，平常骨盆也会因呼吸或运动而打开及闭合。若以月经周期来看，经期结束后到排卵期间骨盆为闭合状态，排卵后到月经来潮骨盆为打开状态。一天中，骨盆白天闭合，随着时间向夜晚渐移，身体逐渐放松，骨盆也会慢慢打开，接着随着白日来临又渐渐闭合。

在此并不是要讨论骨盆打开或闭合何者较好，而是要让各位知道，骨盆柔软度佳、能够顺利地打开及闭合才是最好的状态。若无法顺利打开或闭合，则表示骨盆已经歪斜变形了。

何谓骨盆变形？

大家口中常提到的"骨盆变形"，具体来说是什么状况呢？可以大致分为下列 3 种类型。

骨盆常开型

骨盆处于常开状态，将使得内脏下垂，压迫肠道和子宫。当大肠机能变差时，代谢即会降低，身体会变得容易积累脂肪。

子宫位于盆腔中央下方，若被内脏压迫，可能会引起痛经或影响雌性激素的分泌。

●骨盆倾斜型

骨盆是通过腹肌来支撑的，当运动不足或腹肌变弱时，则有可能造成骨盆倾斜。一旦骨盆倾斜，身体肌肉会为了支撑上半身而花费多余的力量，进而产生腰痛、背痛、肩膀酸痛、驼背或小腹凸起等症状。

●骨盆扭曲型

骨盆是由多块骨头组成的，因此可能会有骨盆扭曲的情况发生。若骨盆扭曲，腰椎及胸骨的平衡度也会变差，甚至可能会有腰线高度、肩膀高度、腿长及臀部大小左右不一的情况发生。

 ## 锻炼骨盆底肌肉，提升骨盆力！

为预防骨盆变形歪斜以及提升骨盆力，在此推荐骨盆底肌肉的锻炼法。

骨盆底肌肉是像吊床般地将子宫、卵巢、膀胱和肠道等从下方支撑住，包覆尿道、阴道、肛门的肌肉群。若此处肌肉力量变弱或松弛的话，会使得骨盆内内脏下垂，从而导致骨盆歪斜。

● 每天运动即会有成效

骨盆底肌肉一般会因为年龄增长、怀孕生产而变松弛，但

让美丽加分！
骨盆底肌肉锻炼法的益处

◎ 身体线条变美！

锻炼骨盆底肌肉时，会使用到支撑骨盆的腹肌、背肌、大腿肌肉，因此也可以锻炼深层肌肉。腹压提高，内脏会恢复到正确位置，姿势也会自然而然地变好，有丰胸及提臀效果。

◎ 帮助排便、身体畅通

通过锻炼骨盆底肌肉，可增强挤压粪便排出体外的肌肉、腹肌群和肛门括约肌的力量，解决便秘困扰。此外，骨盆内的血液循环也会变好，从而改善腹部冰冷问题。

◎ 调整身体平衡，改善肩膀酸痛和腰痛

若骨盆歪斜的话，将会导致左右肩高度不一及长短腿问题，进而产生背痛、肩膀酸痛、腰痛等不适。通过调整骨盆，能够改善身体歪斜，缓解肩膀酸痛及腰痛。

◎ 改善难以启齿的"漏尿"烦恼

近来，即使没有怀孕生产经历的年轻女性，有着漏尿烦恼的人也越来越多。原因是长时间坐在办公桌前或运动不足，导致骨盆底肌肉松弛。可以通过锻炼骨盆底肌肉，改善漏尿问题。

近年来，即便是没有生产经历的年轻女性，有骨盆底肌肉松弛问题的人也越来越多。

要锻炼骨盆底肌肉，运动是最有效的。动作相当简单。在任何时间、任何地点，用力夹紧肛门及阴道吧！推荐可做 40 页介绍的"V 字提脚运动"及 43 页的"阴道训练操"。

改变会让骨盆力变差的生活习惯！

"骨盆变形歪斜"听起来总让人感觉是相当严重的事。其实，哪怕只是不小心的跌倒或平时的惯用姿势等轻微因素都会导致骨盆歪斜。当然年龄的增长也会造成骨盆变形，但绝大部分都是生活习惯所导致的。

● 是否在不知不觉中有这样的动作？

站立时，会将重心放在惯用脚上；坐着时，习惯跷二郎腿；电脑放在身体必须弯曲才能作业的位置……在每天的生活中，是否有这些习惯呢？任何人都会不自觉做出的不良动作，其实都是造成骨盆变形的原因。

为了预防骨盆歪斜变形，尽可能左右均衡地使用身体是相当重要的。请参考下一页的内容，一同来改善生活习惯吧！

从今天开始注意！

降低骨盆力的 12 个生活习惯

☐ 站立时，重心会偏向左脚或右脚

☐ 双脚交叉站立时较轻松

☐ 坐在椅子上时，习惯跷二郎腿

☐ 坐在地板上时，会双脚侧坐或采用 W 型坐姿

☐ 多趴睡或侧睡

☐ 没有运动习惯

☐ 一整天都保持相同的姿势，如久坐于桌前工作等

☐ 电视放在不扭着身体就看不到的地方

☐ 常被说有驼背

☐ 穿紧身内裤

☐ 喜欢且常穿高跟鞋

☐ 常固定用某侧肩膀背包包

只要有最先进的医疗技术，即便年过 40 也能够生育？

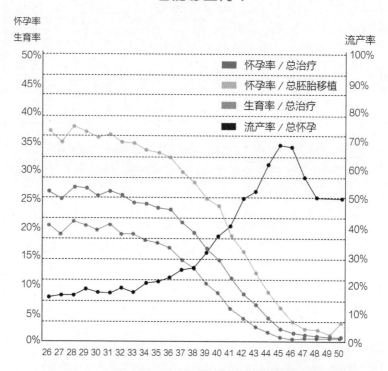

怀孕率
生育率

流产率

- ■ 怀孕率／总治疗
- ▦ 怀孕率／总胚胎移植
- ▨ 生育率／总治疗
- ■ 流产率／总怀孕

年龄（岁）　　人工生殖技术（ART）之怀孕率、生育率、流产率 2009/ 日本产科妇人科学会

此图表显示在人工受孕、试管婴儿等人工生殖技术下，各年龄层的怀孕率。当超过 36 岁时，怀孕率及生育率降低；到 38 岁时，流产率便超越了生育率，并且年年增高。年龄增加造成受孕概率降低，即使想要通过最先进的医疗技术来改善，仍属困难。

3分钟就有效！

身体不适改善法

通过穴位按摩及芳香疗法减缓身体不适

医生告知没有异常，健康检查的结果也都正常，但只要有不适的症状，就意味着身体并非是健康的。在中医里，这被称为"未病"。虽然尚未罹病，但身体处在一个可能罹病的状态下。

探究身体不适的原因后，会发现是骨盆变形、体质偏寒、血液循环不佳所造成的。再次强调，对于状态良好的健康子宫——美子宫而言，骨盆变形或体质偏寒、血液循环不佳是最大的敌人。若接下来介绍的情形有发生在你自己身上的话，即使没有任何征兆，也有可能意味着你的子宫及卵巢已经越来越不健康了。

那么如何改善身体上的各种不适呢？笔者推荐容易操作的穴位按摩，以及利用植物芳香来调理身心状态的芳香疗法。

接下来，将列出不同症状所适用的基本穴位按摩及芳香疗法，请多加参考。

💛 穴位按摩的重点 💛

◉ 寻找穴位的方法

参考图例或文章，利用手指按压其周围吧！触摸时有微微凸起感，或是有轻微疼痛感的部位就是你的穴位。

◉ 以疼痛却带有舒畅感的力道按压 5 ～ 10 秒

穴位按摩的重点是以"虽然疼痛，却很舒服"的力道，朝着身体的中心或肌腱，边吐气边按压 5 ～ 10 秒。

✳✳✳✳✳✳✳✳✳✳✳✳✳✳✳✳✳✳✳✳✳✳✳✳✳✳✳✳✳✳✳✳

💛 芳香疗法的重点 💛

◉ 选用 100% 天然成分的精油

在选用足浴或涂在温热的毛巾上使用的精油时，请选用不含人工香料或添加物等，100% 纯天然成分的精油。

◉ 请勿直接让肌肤接触精油

用于芳香疗法的精油需添加冷水或热水，或者加入植物油（基底油）稀释后再使用。直接将精油用于肌肤上会太过刺激，不建议如此使用。

全身疲累

我常建议容易紧张的人或疲惫不堪的人："请深呼吸。"
当人开始累积疲劳或感到精神上的压力时，呼吸会不自觉地
变浅。

当呼吸变浅时，会造成身体中的氧气不足，进而使得肌
肉和细胞无法获得充足氧气。如此一来，全身的血液循环将
会变差，体内的废物无法代谢排出，更容易感觉疲劳。

若感觉最近过度疲劳、全身上下有倦怠感的话，在睡前
于床上做个深呼吸吧！深呼吸能够调整自律神经，活化有"放
松神经"之称的副交感神经。想象着把新鲜的氧气送到身体
的每一处，一起来深呼吸吧！

吸进空气时，采用让腹部如气球般膨胀的腹式呼吸法，
才是正确的深呼吸。在还没抓到腹式呼吸的感觉之前，建议
可以在腹部放本书或杂志，看着其上下移动进行呼吸，会较
容易掌握诀窍。

深呼吸（腹式呼吸）法

10 次

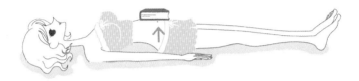

① 仰卧，让全身处在放松状态。在腹部放上书或杂志，用鼻子慢慢吸气。

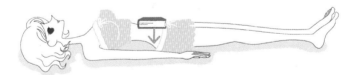

② 吸饱气后，稍微闭气，再慢慢将气从嘴巴吐出。重点是必须将气吐尽。重复此动作 10 次。

症状
2

心浮气躁

　　你有没有过为了一点小事就心浮气躁，无法控制自己情绪的经历呢？为了鸡毛蒜皮的小事就跟男友吵架，和朋友闹情绪……

　　当觉得心浮气躁时，应该有人会通过饮酒、大量食用甜食来发泄吧！偶尔这样的话是没关系，但暴饮暴食会给身体造成负担，事后也有可能会让自己更加厌恶自己，因此不建议用这样的方法发泄。若要发泄的话，就用对身体好的方法来排解吧！

　　在此笔者推荐足部SPA。当全身血液循环变好、身体变暖时，情绪也会相对稳定。也可试试在温水中滴入两三滴如薰衣草等具有放松作用的精油。

　　将足部浸入热水中，盖过45页所介绍的三阴交穴，温暖双足，同时进行穴位按摩的话，效果会加倍哟！当感觉"快要开始心浮气躁"时，就浸泡足部吧！

足部 SPA 法

需准备：

- 较大的洗脚盆或水桶
- 41℃左右的热水
- 精油（如果有）
  （建议甜橙2滴＋薰衣草1滴）

将热水倒入洗脚盆或水桶中，滴入精油并充分搅拌。将双足浸入水中并盖过三阴交穴，浸泡约10分钟。

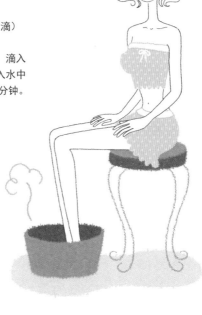

症状
3

肩膀酸痛

　　造成肩膀酸痛的因素有很多种，除了长时间坐在办公桌前保持同一姿势、驼背、压力或紧张使身体紧绷外，也有可能是手脚冰冷、低血压等所致。

　　肩膀酸痛，当然可以通过按揉肩膀的方式来缓解，但笔者更建议大家多活动自己的肩胛骨。所谓肩胛骨，是指上下移动手臂和转动肩部时，背部上会动、长得像天使翅膀般的凸出部分。通过活动肩胛骨，可改善斜方肌等与肩胛骨联动的肌肉的气血循环，肩膀酸痛的情况也会好转。

　　此外，肩胛骨及骨盆通过脊骨相连，相互影响。当肩胛骨僵硬时，会造成骨盆活动不佳，进而使子宫和卵巢受损。千万不要有"不过是肩膀酸痛而已，不用太在意"的想法。在日常生活中要时时有危机意识，多活动肩胛骨，尽早消除肩膀酸痛的毛病。这个运动不仅可以改善肩膀酸痛，还有改善驼背及丰胸的效果。

舒缓肩膀酸痛的运动

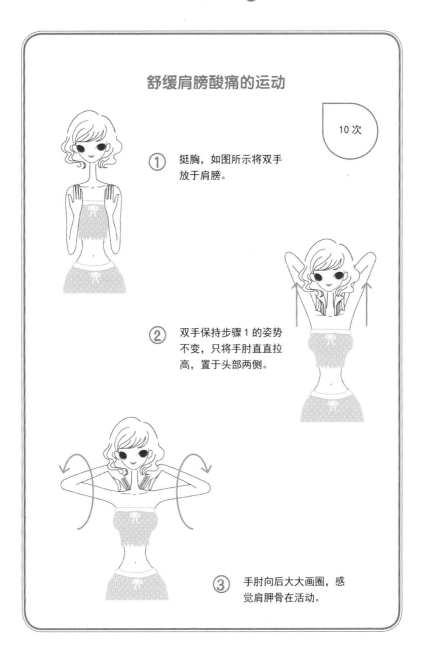

10 次

① 挺胸，如图所示将双手放于肩膀。

② 双手保持步骤1的姿势不变，只将手肘直直拉高，置于头部两侧。

③ 手肘向后大大画圈，感觉肩胛骨在活动。

症状 4

颈部酸痛

据说人的头部重量约有 5 千克重。一直在支撑着这么重的头部的颈部，也就特别容易疲累及酸痛。

在纤细的颈部中，聚集着我们生命所需的重要器官。有被称为运动系统、知觉系统、自律神经系统的神经传导干道——脊髓，还有输送血液至大脑的血管（颈动脉）、输送氧气到肺部的气管、将食物运送到胃部的食道、分泌各类激素的甲状腺等等。颈部汇集了如此多重要的器官，但肌肉量却相当少，因此当长时间保持同一姿势，或进行不合理的运动时，颈部肌肉会紧绷，使得血液循环不佳，造成僵硬或疼痛。此外，身体受寒或压力也会造成颈部僵硬。

若不理会颈部酸痛，可能会造成头痛、眩晕、眼睛疲劳、身体沉重、手腕麻痹等，让疼痛趋向慢性化。在此笔者将介绍能缓解颈部或肩部肌肉紧绷，改善血液循环的穴位按摩法。在办公、做家务或读书的空档，可以试着按摩看看！

穴位按摩法

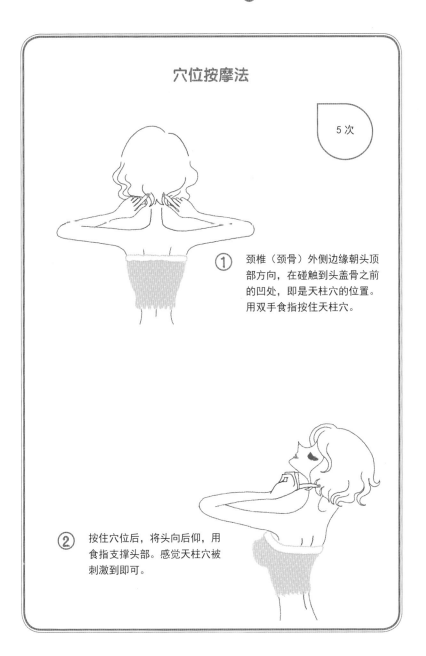

5 次

① 颈椎（颈骨）外侧边缘朝头顶部方向，在碰触到头盖骨之前的凹处，即是天柱穴的位置。用双手食指按住天柱穴。

② 按住穴位后，将头向后仰，用食指支撑头部。感觉天柱穴被刺激到即可。

107

症状
5

手脚冰冷

常常会听到深受手脚冰冷症状所苦的人抱怨，即使在棉被里，手脚还是像冰块一样冰冷，而且无法入睡；夏季待在冷气房中，手脚也是冷到不像话等。所谓手脚冰冷，就是身体受寒。再次强调，对子宫及卵巢而言，寒气是最大的敌人。

在中医里，一般认为"寒气是万病的根源"。"受寒"所带来的自律神经失调、新陈代谢降低、血液循环不良，皆会引发各种身体不适。若长期处于这样的状态，会使得肢端血液供应不足，而造成手脚冰冷。

想要改善手脚冰冷，建议可以做手脚指尖的按摩。指尖是将血液从心脏运出的动脉及将血液运回心脏的静脉两者相交汇的地方，同时也是许多神经的汇集处。按摩指尖后，是否有感觉到身体变暖了呢？在办公室或地铁上，任何地方都可以按摩，因此当觉得手脚好冰时，请一定要试试！

指尖按摩法

每根手指
各按摩
10 ～ 20 秒

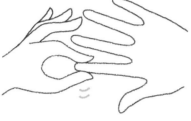

用一只手的大拇指及食指按住
另一只手的指甲根部两端，每
根手指各按摩 10 ～ 20 秒。

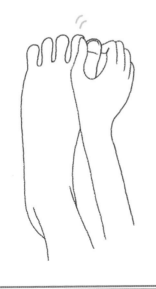

按摩脚趾也是以同样的方式。
以有些痛但感觉舒服的力道，
按住指甲根部两侧进行按摩。

眼睛疲劳

面对着电脑工作一整天，在地铁上也一直拿着智能手机收发邮件或玩游戏，回到家后看电视到很晚，然后又开始上网购物……科技越来越进步，电脑和手机让我们的生活变得更加便利、精彩，但同时，也让过度使用眼睛的机会大大增加。

以前的人常说"生产前后不可以从事针线活"，这可不是迷信之说。会有此一说，是因为如针线活那般讲求细节的工作会造成用眼过度，使骨盆及子宫紧绷，进而让生产或产后复原无法顺利进行。若眼睛过度疲劳，会诱发自律神经失调、肩膀酸痛，进而导致全身血液循环不佳。

从中医角度来看，无论是眼睛还是子宫，都与"血"有着很深的关系，因此眼睛疲劳对子宫和卵巢都是不好的。首先，要改掉紧盯电视、电脑或手机画面的生活习惯。然后，睡前用毛巾热敷眼部，舒缓眼睛一整天的疲累，也有助于快速入眠。

减缓眼睛疲劳的方法

需准备：

- 洗脸盆、毛巾
- 70 ～ 80℃的热水
- 精油（如果有）
  （建议洋甘菊 1 滴＋薰衣草 1 滴）

于洗脸盆中倒入热水，滴入精油并充分搅拌。浸泡毛巾，吸取热水表面的精油并稍微拧干，接着敷在眼部。时间约为 5 ～ 10 分钟。

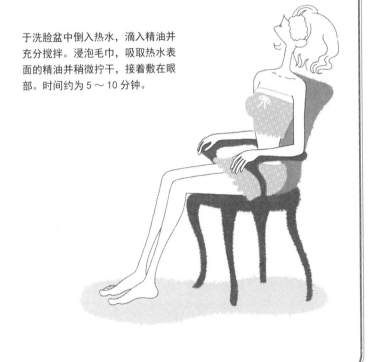

头痛

　　在各种头痛症状中，特别让众多女性困扰的是偏头痛。单侧或两侧的太阳穴隐隐作痛，仿佛头内有拳头敲打般的痛楚来袭，严重时还会恶心或呕吐，甚至可能影响到日常生活。

　　目前尚无法明确得知造成偏头痛的原因，但极可能是因为脑部血管扩张、血管周围有发炎症状，使得头部感到疼痛。此外，偏头痛也和雌性激素的分泌有关。大脑内有一种可以让人感觉幸福的物质，叫作"血清素"，但血清素很容易受雌激素影响。虽然情况因人而异，但在雌激素剧减的排卵期及经期前，血清素也会剧减，此时血管扩张，就会造成偏头痛发生。

　　在此所介绍的太阳穴、颔厌穴、悬颅穴、悬厘穴，有放松精神，并改善血液循环的效果。偏头痛时，试着按摩看看吧！头痛也有可能是其他疾病的征兆，因此当头痛情况严重到影响日常生活时，请务必寻求医生的帮助。

穴位按摩法

太阳穴

位置：从眼尾及眉尾中间，向耳朵移动两指宽处。

按压方式：将两手的食指置于太阳穴上，同时按压以刺激到深处。

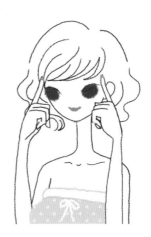

颔厌穴·悬颅穴·悬厘穴

位置：颔厌穴在咀嚼时，肌肉微动处；悬颅穴在颔厌穴的斜下方；悬厘穴则在悬颅穴的斜下方。此三穴约位于同一直线上。

按压方式：将双手食指指侧放在颔厌穴、悬颅穴、悬厘穴上，像夹着脸一样同时进行按压。

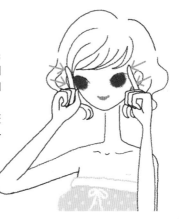

下半身水肿

　　早晨明明顺利穿上的鞋子，到了傍晚却发现脚肿到穿不进去！想必很多人都有过这样的经历吧。

　　试着用手指按压小腿前侧骨处或脚背20秒左右，凹陷后却迟迟无法复原的话，就表示有水肿的情况。若坐视不管，将会产生橘皮组织，造成下半身肥胖，因此需要特别注意！

　　体内的废物或多余的水分无法完全排出，累积在体内，就会造成水肿。原因则有可能是运动不足造成的肌肉衰弱、身体受寒造成的血液循环不良、骨盆变形、矿物质摄取不足等。

　　此外，女性在排卵时，会大量分泌使子宫内膜变厚的孕激素，从排卵后到经期结束的这段时间，较容易发生水肿。

　　若发现下半身有水肿的情况，建议通过按摩腿部，提高下半身的血液循环及代谢能力，让多余的水分及废物得以排出。

腿部按摩法

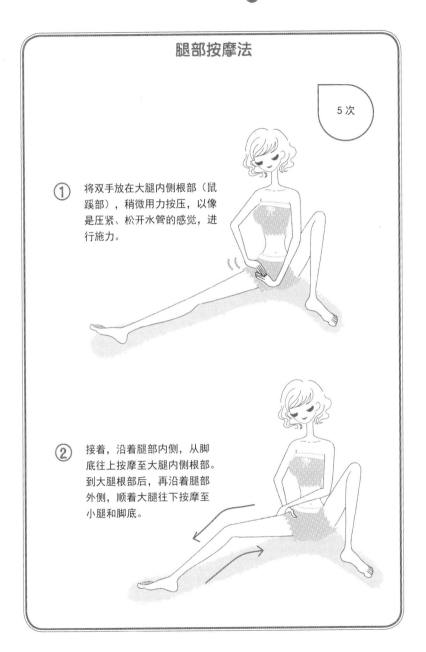

5 次

① 将双手放在大腿内侧根部（鼠蹊部），稍微用力按压，以像是压紧、松开水管的感觉，进行施力。

② 接着，沿着腿部内侧，从脚底往上按摩至大腿内侧根部。到大腿根部后，再沿着腿部外侧，顺着大腿往下按摩至小腿和脚底。

症状9

便秘、腹泻

好几天未大便的严重便秘、只要随便发生一个状况就开始腹泻，两者都是女性常见的问题。虽然症状完全相反，但两者的共通点都是肠道不适。

肠子在身体当中非常靠近子宫及卵巢，因此相当容易受到每个月经期的影响。举例来说，排卵时所分泌的孕激素会让身体想要储存水分，肠内粪便的水分也会被剥夺，因而容易造成便秘。

当进入经期时，身体会分泌一种叫作前列腺素的物质，使得子宫收缩，造成肠道活动旺盛，进而导致腹泻。

此外，有很多时候，便秘或腹泻都是因为不正常的饮食习惯、食物纤维摄取不足、运动不足、身体受寒所造成的。为了每天能顺利排便，请尝试重新调整生活习惯吧！下页中会介绍有助肠道蠕动的天枢穴，容易便秘或腹泻的人一定要按摩试试。

穴位按摩法

5 次

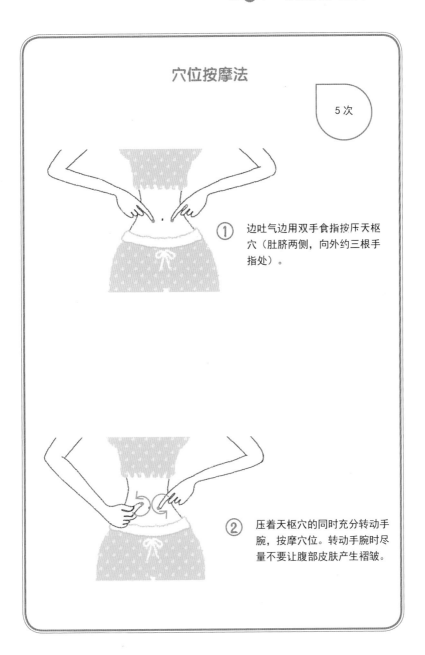

① 边吐气边用双手食指按斥天枢穴（肚脐两侧，向外约三根手指处）。

② 压着天枢穴的同时充分转动手腕，按摩穴位。转动手腕时尽量不要让腹部皮肤产生褶皱。

在日本，不孕症治疗需要花费多少钱?

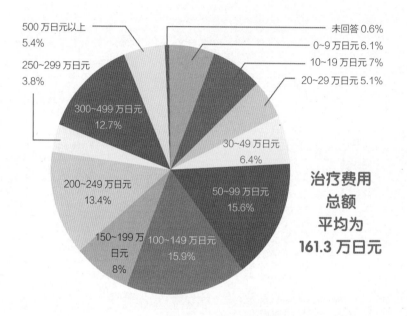

治疗费用
总额
平均为
161.3 万日元

2012 ~ 2013 年 JINEKO 民调／回答：访问 942 位有过不孕症治疗经验者

（1 万日元约合 600 人民币）

担心未来迟迟无法受孕，想接受不孕症治疗的话，有些人最在意的是经济上能否负担。不孕症治疗费用依受访者的治疗时间长短及治疗方法、所在地区、医疗院所的不同而有所差异，因此此表仅供读者作为参考。

第 8 章

利用『汉方芳疗』调理体内平衡

认识"气、血、水"

　　本章将介绍结合中医与芳香疗法的"汉方芳疗"，让读者离"美子宫"更近。"汉方芳疗"是对身体特别是子宫和卵巢相当温和的疗养法。首先，让我们一同来了解中医的基本概念。中医认为人的身体中，"气、血、水"这三个要素是非常重要的能量。当这三要素处于平衡状态时，身体也相对处于健康的状态。

　　● 气……人类活动时所必需的能量。虽然无法用肉眼看到，却扮演着维持生命相当重要的角色。
　　● 血……与西医所述的血液不尽相同。除了将营养运送至身体、滋润细胞外，还扮演着稳定心灵的角色。
　　● 水……指唾液、眼泪、汗水、关节液等，除了血液之外的身体中的水分。

　　气、血、水并非各自单独活动，而是相互影响，任一过剩或不足时，皆会引起身体的不适。

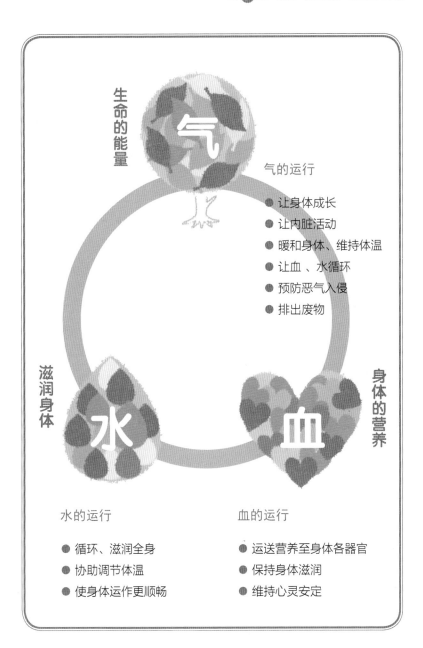

生命的能量

气

气的运行

- 让身体成长
- 让内脏活动
- 暖和身体、维持体温
- 让血 、水循环
- 预防恶气入侵
- 排出废物

滋润身体

水

身体的营养

血

水的运行

- 循环、滋润全身
- 协助调节体温
- 使身体运作更顺畅

血的运行

- 运送营养至身体各器官
- 保持身体滋润
- 维持心灵安定

你是哪种体质？
认识 6 种体质

为了调理身体不适，让子宫及卵巢更健康，首先最重要的是知道自己属于哪种体质。

以中医的观点而言，当气、血、水处于平衡状态时就是健康状态，因此以 3 要素中何者不足，何者运行不畅为基准，将体质分类成下述 6 种类型。

●气不足之 "气虚型" ⇔ ●气不畅之 "气滞型"

●血不足之 "血虚型" ⇔ ●血不畅之 "血瘀型"

●水不足之 "水虚型" ⇔ ●水不畅之 "痰湿型"

124 页中将介绍 "体质诊断检测"，请读者务必检测一下。先了解自己属于何种体质相当重要。

132 页起所介绍的 "汉方芳疗"，是借由植物所具备的温和力量，调理气、血、水平衡，使身心健康。

● 体质会改变，需随时检测

体质深受生活习惯的影响，检测体质后，可能会发现自己在气虚型及血瘀型中符合的项目数一样，也就是呈现复数类型的情况。这时，笔者建议可同时参考 "气虚型" 及 "血瘀型" 的内容，结合两者的疗养法。

人类的身体会受气候变化、疾病或压力大小等各种因素的影响。即便检测体质时，显示为血虚型，有可能一个月后，结果又会不一样。或者，有可能只有在工作繁忙压力大的期间，身体才会呈现气滞型体质。这是因为原本的体质受到当前各种状况的影响而有所变化。

　　不要诊断一次后就确定"我就是某某型"，而是要在身体状态佳时也检测看看，确认过去的体质及现在的体质。如此一来，便能以最适当的方法照护自己的身体。

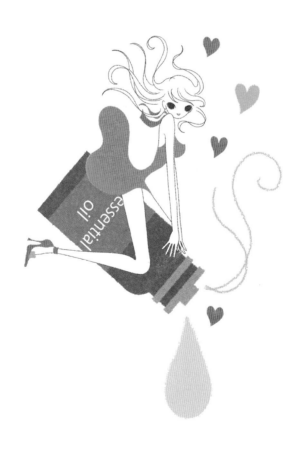

了解自己现在的体质类型
体质诊断检测

A

___ 项

☐ 容易疲累，身体随时有沉重感
☐ 容易出汗，稍微活动就会汗流浃背
☐ 容易感冒却不易痊愈
☐ 稍稍活动一下就感觉喘不上气
☐ 疲累时会不舒服
☐ 没什么食欲
☐ 容易丧气，内心容易受伤
☐ 手脚容易冰冷
☐ 乏力
☐ 人际关系上，往往都是扮演和事佬

A 选项较多者翻至 126 页

B

___ 项

☐ 容易心浮气躁，易怒
☐ 腹部容易胀气
☐ 常叹气、常打嗝
☐ 会感觉喉咙好像卡着异物
☐ 会头痛、肩颈酸痛、关节痛、胃痛、手脚易发麻
☐ 紧张或愤怒时，身体就会不舒服
☐ 身体常有疼痛，且痛点会移动
☐ 经期前容易身体不适
☐ 不易入睡
☐ 好发攻击性言语，不善体谅他人的心情

B 选项较多者翻至 127 页

C

___ 项

☐ 容易眩晕或起身时头晕
☐ 头发易受损、掉发多
☐ 睡眠很浅、易做梦
☐ 肌肤或指甲无光泽
☐ 被说脸色很差
☐ 常感到心悸
☐ 容易上火
☐ 经血量少或月经周期长
☐ 认为自己是少言安静且认真的人
☐ 容易沉醉在自己的世界里

C 选项较多者翻至 128 页

在下述选项中，将符合自我描述的项目打钩。打钩数最多的类型就是你目前的体质类型。打钩数一样多时，则视为复合型，请参考多个类型的详细内容。此外，体质是会不断变化的。若感到身体有变化，请随时进行检测！

D

项

- ☐ 皮肤干涩，皱纹雀斑多
- ☐ 肤色暗沉，感觉粗糙
- ☐ 肌肤暗沉
- ☐ 眼睛下方易生成黑眼圈
- ☐ 受伤或开刀过的旧伤口有时会感觉疼痛
- ☐ 肩膀、腰部、头部会有强烈刺痛感
- ☐ 夜间容易肩痛、腰痛、头痛
- ☐ 痛经严重，经血中有大血块
- ☐ 性格坚毅忍耐，易累积压力
- ☐ 做事一丝不苟、毕恭毕敬，非常讲究道义

D 选项较多者翻至 129 页

E

项

- ☐ 易口渴，常想要摄取水分
- ☐ 感冒后，容易干咳
- ☐ 出浴时，皮肤马上变得干燥易痒
- ☐ 容易便秘，排出的粪便为颗粒便
- ☐ 尿量少、尿色浓
- ☐ 总呈上火状态
- ☐ 容易眼睛模糊
- ☐ 皮肤表面粗糙、毛孔粗大
- ☐ 持续微微发烧
- ☐ 容易露出消极、软弱的一面

E 选项较多者翻至 130 页

F

项

- ☐ 身体或手脚易感觉沉重、容易水肿
- ☐ 容易胃部不适
- ☐ 雨天或湿度高时，身体易不适
- ☐ 多唾液及痰，口腔内有黏腻感
- ☐ 软便
- ☐ 容易因花粉症或鼻炎而流鼻水
- ☐ 有眩晕情况发生
- ☐ 容易恶心、呕吐，搭乘交通工具时易眩晕
- ☐ 个性任性、好胜，忌妒心强且爱表现
- ☐ 给人的印象是华丽、喜好热闹型

F 选项较多者翻至 131 页

选项较多的人

气虚型

有点驼背

看起来比实际年龄老

感冒不易痊愈

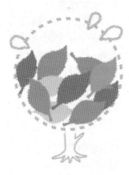

嗜睡、身体沉重

手脚冰冷

下半身容易肥胖

稍稍活动就流汗

总是感觉身体沉重、

容易疲累，生活习惯混乱的类型

　　被称为"人类生命力"的气及体力不足时，人会容易疲累，做什么事情都觉得麻烦。

　　早晨爬不起来，对于准备餐点及运动都缺乏兴趣，导致生活习惯混乱，最后陷入已经不足的气越来越少的恶性循环中。

　　经常有疲劳感或倦怠感。容易感冒，且一旦感冒就久久无法痊愈。

　　肠胃功能弱，容易腹泻。

舌头 CHECK	● 舌体感觉肿大、偏厚
	● 舌色整体偏淡
	● 舌缘呈锯齿形状

气滞型

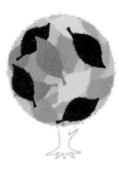

易心浮气躁

易动怒

不易入睡

眼球易充满血丝

肌肤偏红感觉充满脂肪

容易放屁或打嗝

腹部易围积脂肪

压力累积、

心浮气躁，气机阻滞的类型

　　属于因压力或紧张，使气循环阻滞的类型。不善排解压力或放松，容易变成完美主义者。

　　原本气在体内是处于一直循环的状态。当气无法顺利运行时，身体就会出现水肿、膨胀感，也容易出现疼痛。

　　此外，气滞时，将不易控制情绪，容易心浮气躁、心情郁闷。

舌头 CHECK	● 舌头中心偏白、颜色偏淡
	● 舌头两侧呈现红色
	● 舌头带有淡黄色舌苔

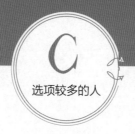

选项较多的人

血虚型

掉发或头发稀疏，多白发

起身时会头晕或眩晕

容易耳鸣

认真沉稳

脸色差、肤色青白

容易月经失调

指甲易断裂

体内的血不足

身体有轻飘感、干涩感的类型

此类型的人，因运输氧气及营养至身体各个部位的血消耗过多，或者无法充分造血，导致血液不足。原因有可能是熬夜、减肥、偏食。

会感觉肌肤或头发无光泽，身体有轻飘感，手脚冰冷。也容易造成月经失调。

此外，也有可能是因为气虚或气滞（详见 126-127 页），进而造成血不足。

舌头 CHECK	● 看得到舌头整体有偏白的舌苔
	● 舌色偏淡、偏白
	● 舌头小

选项较多的人

血瘀型

有经常性肩膀酸痛
或腰痛

容易产生皱纹
或雀斑

肌肤暗沉粗糙

眼睛下方易产生
黑眼圈

痛经严重、有血块

凡事容忍，偶尔
情绪会爆发

血液黏稠、流动缓慢
代谢能力降低的类型

因压力、身体受寒或过度劳累等原因，造成血液黏稠易凝滞的状态，称为"血瘀"。此类型的人，其身体的血液循环是不佳的。

氧气及营养无法运送至身体各角落，易造成肩颈酸痛或头痛，以及容易产生皱纹或雀斑。

此外，易有痛经变严重、有血块等生理不适症状，也是此类型的特征之一。

舌头	● 舌头有偏黑如皱纹般的斑点
	● 舌色为带紫的暗沉色
CHECK	● 舌头内侧静脉明显浮起

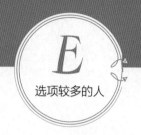

水虚型

睡眠浅、睡觉时易盗汗

关节僵硬
不易活动

毛发或肌肤干燥

喉咙或口部易干渴

尿量少、便秘

怯懦、消极

因水分不足，
使得体内干燥的类型

　　这是身体中水分不足的类型，容易导致肌肤或头发缺水干燥，唾液量少，口内干涸，粪便含水量不足、容易便秘。

　　由于关节的水分也不足，因此常常无法顺畅活动，甚至有时剧烈运动后会感觉疼痛。

　　此外，因降低体内热气的水分不足之故，易发热或面红耳赤。

舌头 CHECK	● 舌头整体偏红 ● 舌头表面有裂痕 ● 几乎无舌苔

痰湿型

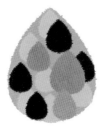

身体易水肿

因水肿而显得肥胖

脸上容易留下枕痕

易生成青春痘或
粉刺

性格任性、爱表现

口腔内黏稠、有痰

因多余的水分
引起身体不适的类型

这是不注重健康或压力过大，造成体内累积多余水分的类型。许多亚洲女性为此类型。特别是饮食生活中会过度使用肠胃的人，容易形成痰湿体质。

我们的身体里，有 60% 以上是水分，读者可能会认为体内水分多是好事，但当水的循环或排出状况不佳时，会造成相当不良的影响，身心都会产生不适症状。

舌头 CHECK	● 舌头整体略显水肿
	● 有黄色或白色舌苔
	● 舌苔黏稠

通过汉方芳疗，
规划自我专属的疗护

　　为改善体质，在此以汉方芳疗的观点，介绍各类型的体质在日常生活中应注意哪些细节。

　　汉方芳疗是结合中药、穴位等中医学，以及源自欧洲的芳香疗法而成的新疗法。针对每个人不适的原因进行治疗的中医概念，以及根据症状调配精油的芳香疗法，两者的共通点是激发人与生俱来的能量，提供"符合个人需求的专属疗护"。"汉方芳疗"可以说集合了东西方传统自然疗法中的诸多优点。

● **实践篇！汉方芳疗式养生法**

　　子宫及卵巢比我们想象中的敏感，因此容易受到身心不适所带来的影响。

　　各类型体质的读者请依照下述 4 个重点，稍微改变生活形态看看吧！之后想必能够明显感受到身体及心理状态的改善。

　　● **用餐诀窍**……列举建议食用的食物或应避免食用的食物以及用餐诀窍。

　　● **沐浴诀窍**……介绍各种体质适用的有效汉方芳疗沐浴法。

　　● **精油调配**……依照各体质类型，介绍适合的精油及调配的比例。

● **中药**……介绍适合各体质的中药。虽然中药可于药店直接购买，但建议初次接触者应先向专科医生咨询。

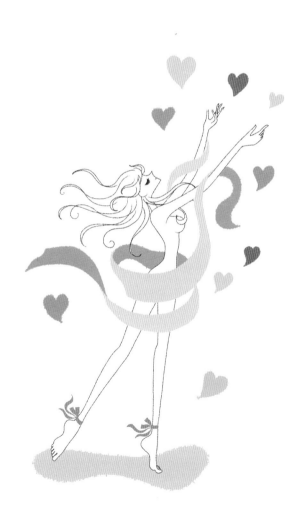

气虚型

要让生活规律！

　　若气虚型的人要改善体质，早睡早起、规律地生活作息比什么都重要。必须充分休息，让身心得以休养，好填补失去的气力。

　　气虚者胃肠较弱、消化功能较差，因此应尽量避免油腻、重口味、过甜等不易消化的饮食。也需注意勿暴饮暴食或偏食。"补气"即为填补气力，建议食用能让肠胃运作变好的薯类或豆类等温热食材。

　　虽然运动也是必需的，但由于此类型的人的体力处于低弱状态，因此不可突然进行剧烈运动。可先从拉筋、健走、瑜伽等轻度运动开始。

　　沐浴则应以不造成身体负担为原则，短时间地浸泡于温水中。很多人往往会有浸泡于水中的时间越长，对身体越好的想法。但对于气虚者而言，因本身能量不足，反而会消耗能量，造成身体不适。

沐浴诀窍

● 将身体浸泡于微温（38 ~ 40℃）的热水中。浸泡时，水位及肩。
● 避免浸泡时间过长造成疲累。建议约 15 分钟即可。
● 注意水温不要过凉，否则易感冒。
● 当疲累或身体不适时，仅做手浴或足浴也 OK。

 用餐诀窍

● 养生锅类料理或地瓜粥等对肠胃负担较小、易消化的食物。
● 减少食用较刺激的食物。
● 摄取能调整肠胃、暖和身体的豆类或薯类食物。

 中药

● 四君子汤
● 六君子汤
● 补中益气汤

 芳香精油

● 甜橙　　● 菩提花
● 薰衣草　● 生姜精油
● 玫瑰草　● 广藿香
● 全身浴：于浴缸中滴入共计 5 滴的精油，充分搅拌后入浴。
→薰衣草 2 ＋甜橙 2 ＋玫瑰草 1

气滞型

努力让身心放松！

气滞型的人大部分属于责任感强、容易过度努力的类型。理应循环于体内的气，却因压力或紧张而呈现阻滞状态。日常生活中，需随时注意勿累积压力。此外，也要积极寻找让身心得以放松的方法。

不过，不建议用饮食或饮酒的方式来消解压力。若体重过度增加的话，反而会使气更加停滞。饮食方面，建议积极摄取具提气效果的辛香蔬菜（辛香类配料等）或香草类、柑橘类等食材。

短时间就能轻易转换心情、放松身心的芳香疗法，非常适合气滞型的人。淋浴时，只要在浴室地板上滴几滴精油，借由热气即可得到芳香浴的效果。

沐浴时，建议将半身浸入 38～40℃微温的热水中。时间长短则以自己感到舒适为原则。借此将累积在头部的热气分散至身体，让自己在睡前得以充分放松。

沐浴诀窍

- 将半身（至胸部下方）浸泡于微温（38～40℃）的热水中。
- 仅淋浴时，在浴室地板上滴数滴精油，即有芳香浴效果。
- 推荐用柑橘类泡澡，如柚子浴。

用餐诀窍

- 摄取可提气、抑止暴饮暴食的辛香蔬菜或香草类。
- 食用橘子或葡萄柚等柑橘类。
- 为强化与气滞紧密相关的肝脏，可食用小白菜及枸杞。

中药

- 越鞠丸
- 半夏厚朴汤

芳香精油

- 葡萄柚　　● 薰衣草
- 佛手柑　　● 丝柏
- 乳香　　　● 罗马洋甘菊
- 芳香浴：想转换心情或就寝时，可于手帕或化妆棉上滴1～2滴精油，享受芬芳。也可将其夹在胸罩里。
→乳香1＋佛手柑1

血
虚
型

需要补血的饮食及休息！

　　血虚型的人因无法充分制造体内运送营养及氧气的血液，而有血不足的情况。原因可能是因减肥而极端地控制饮食，或外出就餐的比例较高等。营养不均衡的不良饮食习惯，会让身体血液不足。因血液不足而造成的肌肤或头发干涩问题，可以通过积极摄取具有补血作用的食材，如肝脏类、菠菜、红肉鱼类等来自然地改善。

　　另外，中医认为用眼过度会消耗血液。减少电脑、手机、电视的使用时间，尽可能地让双眼休息吧！夜间是造血的时间，因此绝对不可熬夜或彻夜不眠。

　　沐浴的重点，则是搭配经期的步调。经期时若过度泡澡使身体过热的话，将会增加出血量，让体内原本就量少的血更加减少，因此建议经期中只淋浴就好。但在月经来潮前的高温期，为使血液运行全身，建议可浸浴在 38 ～ 40℃微温的热水中约10 分钟。

沐浴诀窍

● 经期容易贫血,因此淋浴即可。
● 从排卵至月经来潮为止的高温期,可通过短时间的泡澡,促进血液循环。
● 眼睛容易疲劳,可以用毛巾热敷。

用餐诀窍

● 摄取具造血作用的羊栖菜、肝脏类、菠菜、黑枣。
● 食用红肉鱼,如金枪鱼、鲣鱼等的生鱼片。
● 注意不可偏食,需让饮食营养均衡。

中药

● 四物汤
● 当归补血汤

芳香精油

● 天竺葵　　● 柠檬
● 依兰　　　● 黑胡椒
● 奥图玫瑰　● 茴香
● 芳疗湿巾: 于 70 ~ 80℃ 的热水中滴入 3 滴精油,浸泡毛巾吸取浮在水面的精油后,轻轻拧干。在睡前敷于眼部或颈部,缓解一日的疲劳。
→天竺葵 2 ＋柠檬 1

血瘀型

注重促进血液流动＆代谢！

血瘀是指因身体受寒、压力、过劳或睡眠不足等原因导致血液在体内无法顺畅流动，且有黏稠郁积的情况。

血瘀也是痛经或月经失调的原因之一，对于子宫和卵巢相当不利，若坐视不管的话，将有可能引发重病。因此，要十分注重促进全身血液循环、提升代谢力。

饮食方面，应多摄取能让血流顺畅或能暖身的食材。

运动也可以有效地促进血液循环。许多血瘀体质的人都会有肩膀酸痛或腰痛的症状，可通过运动来缓解。对于不擅长运动的人，则推荐以下半身为中心的按摩法。

在每天忙碌的生活中，最简单的促进血液循环的方法，就是沐浴。以 41 ～ 42℃略高温的热水，进行 15 分钟以上的半身浴，可以温暖身体内部，改善血液循环。一边进行半身浴，一边阅读书籍或杂志、欣赏音乐，或于水中加入自己喜欢的精油，花些心思让自己放松一下吧！

沐浴诀窍

● 以 41 ~ 42℃略高温的热水进行 15 分钟以上的半身浴，使身体内部也能暖和起来。
● 一边泡澡一边伸展或按摩，更能提高代谢力。
● 开启浴室的抽风机，避免过度闷热。

 用餐诀窍

● 利用乌贼或螃蟹等食材让血液清畅。
● 摄取可改善血瘀的韭菜、蒟蒻、黑醋。
● 为提升代谢力，建议食用姜、大蒜等辛香类疏菜。
● 冰冷饮品会使体内受寒，因此请尽量饮用热饮。

 中药

● 桃核承气汤
● 桂枝茯苓丸
● 温经汤

 芳香精油

● 甜马郁兰　　● 迷迭香
● 快乐鼠尾草　● 天竺葵
● 奥图玫瑰　　● 薄荷
● 芳疗按摩：于 15ml 植物油（基础油）中滴入 3 滴精油，按摩腰部或腹部。
→奥图玫瑰 1 ＋快乐鼠尾草 2

水虚型

让身体储蓄水分！

　　"水虚"是指因体内水分明显不足，以致身体干涸缺水。头发或肌肤干涩、口内干燥、干眼、便秘、关节痛等都是因体内水分不足所引起。水虚型的人所需要的是补充水分，让身体得以滋润，避免水分从体内流失。

　　平时注意可从蔬菜、水果等食物中摄取水分。一般都会认为可由饮品补充水分，但这样的水分易成为尿液排出，因此必须从食物中充分摄取水分才行。此外，水虚型的人体内降低热度的水分不足，因此也容易感觉燥热或上火，需尽量避免食用会让身体过度上火的辛香料。

　　有时睡眠中会流汗，在未察觉的情况下流失水分，因此建议可于床头准备饮用水，睡醒时立即饮用。另外，水虚型的人关节处的水分也不足，需尽量避免过度剧烈的运动。

　　沐浴以微温的热水快速进行即可。

沐浴诀窍

● 浸泡于 37 ～ 38℃微温的热水中约 5 ～ 10 分钟。
● 长时间浸泡在热水中将会让水分流失更严重，因此需避免。
● 流汗也会造成水分流失，因此泡澡时也需勤补水。

用餐诀窍

● 食用可滋润身体的苹果、香蕉、草莓等水果。
● 利用花草茶、汉方茶等不含咖啡因的饮品补充水分。
● 不要一次大量饮水，需少量多次摄取。

中药

● 六味地黄丸
● 知柏地黄丸
● 左归丸

芳香精油

● 沉香醇百里香　● 杜松
● 天竺葵　　　　● 橙花
● 罗文莎叶　　　● 檀香
● 吸入：于装有略烫热水的洗脸盆中滴入 2 ～ 3 滴精油，盖上浴巾避免蒸汽流失。闭上双眼，缓缓呼吸 5 ～ 10 分钟。
→橙花 1 ＋沉香醇百里香 1

痰湿型

排出多余的水分！

　　身体中多余的水分会被血液或淋巴液所回收，并以汗水、尿液或粪便的形式排出体外。但由于营养不均衡或压力等因素，会导致脏腑气化功能失调，气血津液运化失调，水湿停聚，聚湿成痰，痰湿内蕴，留滞脏腑，即称为痰湿。

　　我们的身体有 60% 是由水所组成，因此若水湿停聚，聚湿成痰，将会使身心产生许多不适。

　　要改善痰湿型体质的话，其中一个方式为运动。可以通过健走或慢跑等有氧运动锻炼肌肉。当血液流动及代谢改善时，水分也就更容易排出体外。

　　饮食方面，需避免暴饮暴食，并积极摄取小黄瓜或西红柿等利尿效果好、可将水分排出体外的食材。

　　沐浴方面，用较热的热水充分暖和身体，重点是必须出汗。此外，出浴后需充分补充水分，让体内得以注入新水。

沐浴诀窍

● 以 40 ~ 42℃ 热水充分进行半身浴 15 分钟以上。
● 盖上浴缸上盖，使其呈现如桑拿的环境，大量排汗。
● 泡澡时，若按压穴位或按摩，可增加效果。
● 出浴时，充分补充水分。

用餐诀窍

● 避免冰冷饮品、甜食、重口味食物。
● 摄取西红柿、黄瓜、樱桃、红豆等具有利尿效果的食材。
● 推荐可帮助多余水分排出体外的玉米茶、薏仁茶、鱼腥草茶。

中药

● 猪苓汤
● 五苓散
● 防己黄芪汤

芳香精油

● 尤加利　● 橘子
● 橙花　　● 茶树
● 佛手柑　● 杜松
● 足浴: 温暖足部能促进全身血液循环，改善冰冷或水肿情况。准备较大的水桶，倒入较热的热水后，滴入 3 滴精油，浸泡整个小腿部约 10 分钟，充分使其温暖。
→杜松 2 + 尤加利 1

从开始治疗不孕症到怀孕，需要多长时间？

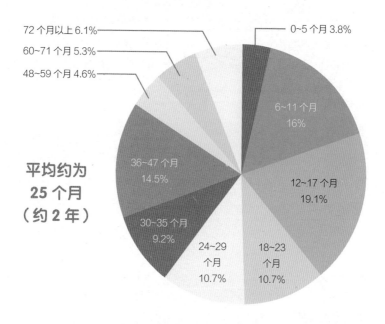

72 个月以上 6.1%
60~71 个月 5.3%
48~59 个月 4.6%

0~5 个月 3.8%

6~11 个月
16%

12~17 个月
19.1%

**平均约为
25 个月
（约 2 年）**

36~47 个月
14.5%

30~35 个月
9.2%

24~29
个月
10.7%

18~23
个月
10.7%

2012 ~ 2013 年 JINEKO 民调 / 回答：通过不孕症治疗得以怀孕者 926 人

上图显示的日本对通过不孕症治疗得以怀孕者所花费的治疗时间的调查结果。49.6% 的人在 2 年内怀孕，69.5% 的人得以在 3 年内怀孕，其中花费 5 年以上怀孕者占 11.4%。治疗期间需花费许多治疗费，配合不同的治疗方法，又必须努力地保住工作，甚至可能会影响到日常生活。此外，也有人即使经过长时间的治疗，仍无法怀孕。

第 9 章

丢掉身体与心理的「包袱」

解答令人
彷徨的不安与疑虑

　　本书通过"粉红色子宫计划"提出各种生活习惯方面的建议，让希望有一天能够怀孕者和还没有怀孕规划者皆能拥有充分调理过的健康子宫，也就是"美子宫"。

　　但是，和只要努力就可以亲眼看见成果的减肥或护肤不同，我们无法看见自己的子宫和卵巢。正因为看不见，才会有不安与彷徨。

● "何时能怀孕"的不安

　　现在经常能在电视或杂志上看到"孕前准备""卵子老化"等关键词。仿佛被设了期限般，感觉自己被督促着，"自己何时才能怀孕呢""以前曾经发生过这些事，所以很担心"等令人彷徨的不安随之袭来，甚至有人会因此而郁郁寡欢。

　　本来，怀孕生产是和喜欢的男性相遇、相爱的快乐结果。但若是因此产生压力或烦恼，让子宫和卵巢承受压力的话，就是本末倒置了。

　　本章节将针对生活习惯、过往的彷徨、难以和他人讨论的性事烦恼，以及"何时能够怀孕"等疑问提供解答。

● · · 体型 · 体质

● 过胖 / 过瘦

体质或体型会因个人情况有所差异。可能某些人是标准体型，看起来相当健康，但实际上却因压力造成严重的月经失调；有些人可能看起来过瘦，但实际上月经及排卵都很正常，要怀孕完全没有问题。

一般而言，人类的身体处在适当体重时，激素分泌就比较平衡。过重或过轻者，的确会有不易排卵、容易月经失调的情况发生。

但是，并非单纯因为过胖或过瘦就会造成不易受孕，而是导致过胖的原因，如暴饮暴食、营养不均衡或运动不足，或是导致过瘦的原因，如过度减肥或偏食等，才是问题所在。

标准体重是一个简易判断目前的体重是否健康的参考数值，多以 BMI(Body Mass Index) 值表示。利用下述公式计算看看吧！

BMI＝体重 (kg)÷{ 身高 (m)× 身高 (m)}

标准体重的 BMI 值应在 18.5 ～ 23.9 之间。

● 过敏体质

越来越多的人会有过敏症状，如花粉症、过敏性鼻炎、荨麻疹等。

过敏的原因之一为自律神经失调。自律神经有控制排卵和月经的作用，因此过敏体质将有可能影响到月经及排卵。此外，用来治疗花粉症等过敏症的用药中，部分有造成月经失调的副作用。

但并非只要是过敏体质就无法怀孕。症状严重的话，也可于怀孕期间给予用药。

若有正在服用过敏治疗药物，结果出现月经失调或痛经等问题，并且有在考虑怀孕者，建议向专科医生咨询。

● 贫血

女性每个月会有月经来潮，期间将有大量的血液流出体外，因此有贫血倾向的人数较男性要多。贫血并不是指血液量减少，而是指人体外周血红细胞容量减少，低于正常范围下限。简单来说，就是血液量不变，但成分变稀薄的状态。

这么一来，身体无法将充足的氧气及营养提供给子宫及卵巢，子宫内膜也无法充分增厚。建议可以多摄取肝脏类或菠菜等含铁量高的食物，并注意保证充足睡眠。

● 体质偏寒／低体温

许多女性会有寒性体质的问题。虽然造成体质偏寒的原因有很多，但其中最重要的原因为全身血液循环不良。

和月经、排卵及怀孕有着极大关系的雌性激素，借由血液循环，运送至需要的地方。身体受寒、血液循环变差的话，子宫和卵巢就容易发生问题。若坐视不管，将会变得难以受孕。

若发现自己属于体质偏寒者，请努力地改变成能让身体变暖和的生活形态吧！避免食用冰冷饮品及食物；在寒冷的季节，利用保温袋或护腹带暖和下半身。此外，在炎热的夏天，长时间待在空调房里也会使身体冰冷，可常备薄罩衫、毯子、袜子等。配合自己的生活习惯，想想应对的保暖方法吧！

● 压力

各位读者是否有过每天充满压力、月经不来、月经延迟的经历呢？压力会影响身体的各项机能。控制雌性激素分泌的下丘脑，同时也是对付压力的器官。当压力过大造成激素分泌失调时，即可能会造成月经周期混乱、排卵功能发生问题。过度的压力也会对怀孕造成负面的影响。

男性当然也会受压力影响。男性不育症之一的少精症（精子浓度过低的状态）也有可能是压力所造成的。

虽然无法让压力清零，但可试着寻找适合自己的转换心情或放松的方法，让自己能够轻松面对压力。

●··生活习惯

● 饮酒

酒有放松心情的效果。小酌、开心饮用的话，不会有什么问题。不过若是饮用会残留体内至隔天的烈酒或过度饮酒，就会给内脏造成负担，因此不建议。女性的话将有可能造成月经失调或卵巢出问题，男性则有可能会发生勃起力降低或精子质量变差的情况。

在中医里，酒分为暖身酒及冷身酒两种。冰凉的啤酒确实好喝，但饮用过多将可能造成身体冰冷或血液循环不良。饮酒时，建议搭配温热料理，或是添加热水、加热饮用。尝试调整饮用方式看看吧！

● 吸烟

香烟明显对身体健康有害。虽然目前饭店、商场等公共场所已理所当然地全面禁烟或区分吸烟区、禁烟区，但吸烟的年轻女性却似乎有日益增加的趋势。

香烟含有数百种化学物质，其中含有会影响雌性激素分泌的物质。长时间持续吸烟的话，将可能造成卵巢功能降低或卵子质量下降。即使怀孕，危害胎儿健康的风险也会增加。男性的话，吸烟则会造成精子的质量变差。

若有考虑未来怀孕者，请尽早戒烟吧！即使是尚未考虑怀孕，吸烟者罹患子宫癌的风险也比非吸烟者高出一倍以上，且对外貌和健康都有负面影响。自己无法顺利戒烟者可以寻求戒烟门诊的帮助。

● 药物·营养品的长期服用

基本上，药物在服用后 1～2 天即会排出体外，不会残留于体内，因此不用太担心怀孕前所服用的药物对之后的怀孕或胎儿会有影响。营养品也是一样的道理。

若希望在治疗病症期间怀孕，或已经确认怀孕者，不可自行判断停药，而应立即咨询主治医师的意见。可以请医生减少药量，或改成影响较小的药物。

●·· 过往经历

● 性传染病（STD）

通过性交或性行为所感染的疾病，称为性传染病（STD），其中病例较多的为衣原体泌尿生殖系统感染。初期症状为阴道分泌物增加，无其他明显的症状，因此容易被忽略不处置。

当女性患衣原体泌尿生殖系统感染时，子宫颈管或输卵管会发炎，若未治疗，将有可能发展成不易怀孕的体质。只要接受治疗后痊愈，则无须过度担心。

性传染病的治疗最重要的是男女双方都需看诊、接受治疗。若一方未看诊，其后仍有可能因性交导致再次感染（乒乓感染）。

尚未有怀孕计划者在性交时，可以通过戴安全套来预防感染。此外，若分泌物和平常不太一样，性器官有瘙痒或疼痛感等异样发生时，不用觉得害羞，应立刻前往妇科就诊。

● 人工流产

有些人可能曾因某些因素，而有过人工流产的经历。

以前常听说只要做过人工流产，就不容易再怀孕。但现在的人工流产技术不断进步，预防术后发炎或感染的措施也都十分有效，因此基本上没什么问题。前往妇产科就诊时，都会被问到是否有过人工流产的经历，因为这是治疗及诊断上必要的信息。虽然不想被知道有过这样的经历，但为了自己，还是告知医生实情吧！

◉ 癌症治疗

曾经接受过癌症治疗的人，想必会非常担忧过往的放射治疗或使用的激素药剂，会不会对未来的怀孕或婴儿造成影响吧！

癌症治疗对怀孕的影响依照癌症的种类、部位、治疗方法、年龄不同而有各种可能性，因此无法以一概全。只要现在已结束癌症治疗，排卵和月经来潮都是正常状态的话，还是有机会怀孕的。细节必须向最清楚癌症治疗过程的主治医师及妇产科医生咨询。

◉ · · SEX

◉ 单身的无性生活

可能有些读者因为目前单身无男友，没有性交的机会，因此会认为自己没有充分发挥女性的身体功能。其实并非如此，子宫和卵巢的功能更不会因为这样的原因就衰退。

可能是最近电视节目和杂志流行将兴奋时所分泌的脑内物质称作 "恋爱激素" 或 "幸福激素" 的缘故，有许多人因此将其与雌性激素混为一谈。事实上，雌性激素（雌激素与孕激素）的分泌，以及因其分泌所引发的排卵和月经，与有无男友及有无性生活几乎没有关系。

只是若有恋人的话，为了让自己看起来更漂亮，的确会特别注意外表，也会努力减肥和保养。恋爱可使人每天感到快乐，更有不易因压力而身心受伤的好处。

● 夫妻间的无性生活

根据安全套生产商杜蕾斯公司的调查，发现全世界国家中，1年内性交次数最少的，竟然是日本。同时，调查发现，希望怀孕的夫妻和正接受不孕症治疗的夫妻中，有很多只在排卵期前后进行性交。非怀孕不可的义务感和紧张感，已和性爱情绪大相径庭，若这种情况持续下去，将有可能导致无性生活。

常听到在结束不孕症治疗后就怀孕的案例，这让人不禁认为，从压力中释放的自由性交，与能否怀孕有着密切关系。

为了不要走到无性生活的地步，建议不要局限于插入或射精。可以从平常的开心对谈中着手，碰触彼此的身体，对方疲累时给予按摩等等。好好维持夫妻间的肌肤接触和亲密关系吧！

后记

子宫是上天赋予女性的礼物。

还在妈妈的肚子里时，子宫是个温柔的保护我们的生命之器；长大后，子宫是孕育自己的孩子的重要场所。

科学和医学发达的现今，即使能发明出人工心肺，还是难以创造出人工子宫。

希望各位能够更加认识到子宫的特别，也希望各位能够更加珍惜它，于是笔者将这样的期望转化成这本书。

笔者在开设的沙龙中，从照护过 3 万 5 千人以上的经历里，观察到一个现象，那就是有痛经、月经失调和寒性体质等不适烦恼的女性相当多。

一面承载着各种压力，一面努力工作的现代女性的子宫，有时也会觉得有点疲累，也会失去活力。子宫位于体内深处，我们用肉眼看不见它，因此也不容易察觉它的问题。

将来当我们想要生小孩时，为了能够以健康且充满活力的"美子宫"状态怀孕，平日的子宫保养就显得非常重要。

另外，不论是否想要怀孕，调整好子宫和卵巢的状态，更是能让自己产生积极面对自我的态度，和身体一起走在健康快乐的人生旅程上。如果通过这本书，能让各位读者重新审视自己的身体状态，那对笔者来说，没有比这更值得高兴的事了。

再次向读到最后的各位读者致上满满谢意。

执笔期间，特请妇产科医生兼"天使之卵"顾问的竹内正人先生为本书做医疗知识审订，指导医学方面的细节。另感谢"专为想要怀孕的女性所规划的诊疗院天使之卵"的铃木元院长，以及为本书指导运动锻炼法的"Solace 代官山私人健身中心"董事长山崎麻央，他们为本书的编写提供了甚多协助。最后向大和书房的小宫久美子、协助访谈撰文的佐治环、担任书籍编辑的野津山美久，以及其他共同合作完成本书的所有工作人员，由衷地奉上我对你们的爱及感谢。

专为女性服务的健康医疗研究集团　天使之卵　总代表　藤原亚季

2014 年 6 月

《你不懂咖啡》

有料、有趣，还有范儿的咖啡知识百科

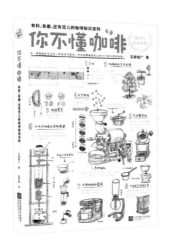

爱喝咖啡的你，真的"懂"咖啡吗？

生咖啡豆真的需要清洗吗？将刚刚烘焙好的咖啡豆直接密封，为什么袋子会胀得鼓鼓的？萃取时间长短如何影响咖啡的味道？用矿泉水冲泡的咖啡更好喝吗？

一杯小小的咖啡，其实隐藏着许多让你万万想不到的秘密！本书一反同类书"知其然不知其所以然"的态度，化身理性、专注又不失风趣的科学怪人，带你穿过咖啡的表面，去探究隐匿在现象背后的成因，品咂工序细节里的趣味，在异彩纷呈的咖啡世界里为你精准导航，从产地品种的"冷知识"、烘焙萃取的"微原理"到各类器具的私人使用诀窍，甚至连小小的包装袋也一点点抽丝剥茧、娓娓道来，是一本真正有料、有趣还有范儿的咖啡知识百科。

翻开本书，细细品读，你将更加懂得咖啡的乐趣与美好。

快读·慢活 ™

《你不懂葡萄酒》

有料、有趣，还有范儿的葡萄酒知识百科

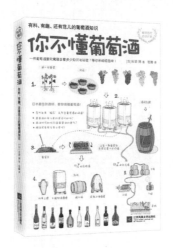

　　醒酒究竟有没有必要呢？居然能用"猫尿"来形容葡萄酒的味道？品酒时该如何形容葡萄酒的香气？葡萄酒的年份真的是绝对的吗？一杯葡萄酒里究竟蕴含着多少知识与秘密？

　　日本一流侍酒师，教你喝懂葡萄酒！本书严选 10 种世界知名的葡萄品种，配上丰富手绘插图，介绍这 10 种葡萄的历史背景、产区、味道、个性，以及酿成葡萄酒后的风味特色、佐餐方式以及侍酒法等，带你探索香醇甜美的葡萄酒世界。

　　翻开本书，细细品读，你将更加懂得葡萄酒的乐趣与美好。

快读·慢活™

《你不懂面包》

有料、有趣，还有范儿的面包知识百科

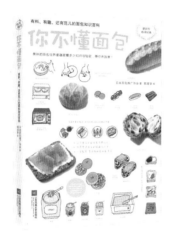

怎么吃面包？不就是拿起来，大口大口地嚼？如果你这么想，那就太小看面包的世界了！

吐司面包，应该根据不同的厚度，搭配不同的食材或熟食，做成好吃的单片三明治；法国面包"凉了"的时候最好吃；黑麦面包应根据黑麦的比例搭配食物；而贝果面包、布里欧修面包最适合当作甜食点心了。

早餐、便当、晚餐、点心、下酒菜，面包还可以摇身一变，成为宴客级的豪华料理。而世界各地面包千奇百怪，自然与当地美食搭配最为得当。

日本面包推广协会，教你从零开始认识面包！超过 70 种面包种类 & 花样吃法，让你不仅能再次发现日常面包的美味，使平常吃的面包变得更好吃，还能适时适所适当地选择、制作面包！

根据个人喜好、食用情景，选择不同的面包和吃法，享受丰富的面包生活，这才是面包的最大魅力！

快读·慢活™

　　节奏越快，生活越忙，越需要静下心来，放缓脚步，品味生活。慢生活是一种人生态度，也是一种可践行的生活方式。

　　"快读·慢活™"，是一套致力于提供全球最新、最智慧、最令人愉悦的生活方式提案的丛书。从美食到居家，从运动、健康到心灵励志，贯穿现代都市生活的方方面面，贯彻易懂、易学、易行的阅读原则，让您的生活更加丰富，心灵更加充实，人生更加幸福。